Pflegefachfrau
Pflegefachmann

Pflegias

Anatomie
Arbeitsblätter zum Beschriften und Ausmalen

Autorin:
Maria Pohl-Neidhöfer

unter Mitarbeit der Verlagsredaktion

AF834022

Cornelsen

Pflegias

Redaktion:
Susanne Stucki

Außenredaktion:
Dr. Angelika Fallert-Müller

Rechte und Lizenzen:
Anabel Schuster

Logo, Produktmarke, Umschlag und Layoutanpassung:
Rosendahl Grafikdesign, Berlin

Umschlagfoto:
Werner Krüper, Bielefeld

Technische Umsetzung:
vitaledesign, Berlin

Begleitmaterialien für Lernende:
ISBN 978-3-06-451235-1 (Schulbuch „Pflegias Anatomie und und Physiologie")
ISBN 978-3-06-451497-3 (E-Book zum Schulbuch)

Lösungshinweise finden Sie auf den Internetseiten des Cornelsen-Verlags unter dem Webcode **wupuyi**.

www.cornelsen.de
www.cornelsen.de/pflegias

1. Auflage, 4. Druck 2025

Alle Drucke dieser Auflage sind inhaltlich unverändert
und können im Unterricht nebeneinander verwendet werden.

Druck: H. Heenemann, Berlin

ISBN 978-3-06-451236-8

PEFC
PEFC/04-31-1156

PEFC-zertifiziert
Dieses Produkt stammt aus nachhaltig bewirtschafteten Wäldern
www.pefc.de

Vorwort

Liebe Auszubildende und Lehrende in der Pflege,

mit diesem Arbeitsheft der anatomischen Grafiken möchten wir Ihnen ein Material an die Hand geben, mit dem Sie die anatomischen Strukturen des menschlichen Körpers anschaulich kennenlernen bzw. vermitteln können. Die Aufforderungen zum farblichen Ausmalen der einzelnen Strukturen dient dazu, dass die manchmal schwer zu verstehenden Lageverhältnisse in den einzelnen Organen deutlich werden. Als besonders markant ist hier das Kreislaufsystem mit seinen Besonderheiten im Lungenkreislauf zu nennen.

Die angegebenen Farben sind didaktisch gewählt und entsprechen in der Regel nicht den natürlichen Farben der Organe. Die in der Anatomie übliche Farbgebung von Blutgefäßen, Nerven und einigen inneren Organen aber wird, soweit es nicht zu Verwirrung oder Unübersichtlichkeit führt, beibehalten.

Besonders meine langjährige Erfahrung im Unterricht hat mir gezeigt, dass erst beim Ausmalen schwierige anatomische Beziehungen verstanden werden. Zu Beginn steht oft der Widerstand dagegen, mit bunten Stiften etwas auszumalen („Das ist doch etwas für die Grundschule!"). Beim Lösen der Aufgabe aber zeigt sich, dass gerade bei der Frage: „Wozu gehört denn das jetzt?" der Aufbau bzw. die Funktion des Organs erst wirklich verstanden wird.

Die Grafiken und die Gliederung des Heftes entsprechen dem Fachbuch Pflegias Band 2 sowie Anatomie und Physiologie und ermöglichen so selbstorganisiertes Lernen, denn im entsprechenden Kapitel kann der Fachtext nachgelesen werden.

Die Bezeichnung der anatomischen Strukturen erfolgt in der Abbildung mit dem Fachwort und dessen deutscher Übersetzung. In der Farbtabelle und in den Begleittexten wird dann die in der Pflege übliche Bezeichnung verwendet. Dies ist oft das Fachwort, kann aber auch die deutsche Übersetzung sein.

Die Arbeitsblätter werden abgerundet durch eine kurze Darstellung der Funktion des einzelnen Organs. Dies ist eine Zusammenfassung der Texte aus dem Fachbuch und soll der Orientierung und Vernetzung dienen. Der Aufbau des menschlichen Körpers wird in der Reihe Pflegias nicht als isoliertes Wissen vermitteltet, sondern immer in Bezug zum Pflegeberuf. Unter dem Punkt „Interessant zu wissen" werden Impulse zur weiteren Auseinandersetzung mit dem Thema gegeben.

Ich wünsche Ihnen viel Freude und viele „Aha-Momente" mit diesem Zeichenheft und viel Erfolg in Ihrer Ausbildung bzw. beim Unterrichten von Pflegfachpersonen!

Maria Pohl-Neidhöfer

Schulleiterin DRK Akademie Schleswig-Holstein/Standort Heide

Inhaltsverzeichnis

C Aktivität, Mobilität und Ruhe

D Kognition und Wahrnehmung

A Haut und Körper

Zeichenblatt 1: Bewegungsrichtungen und Richtungsbezeichnungen

a) Beschriften **Sie die Bewegungsrichtungen und Richtungsbezeichnungen.**
b) Malen **Sie die Bewegungsrichtungen und Richtungsbezeichnungen in den angegebenen Farben ein.**

Struktur	Farbe
Richtungsbezeichnungen	Blau
Bewegungsrichtungen	Rot

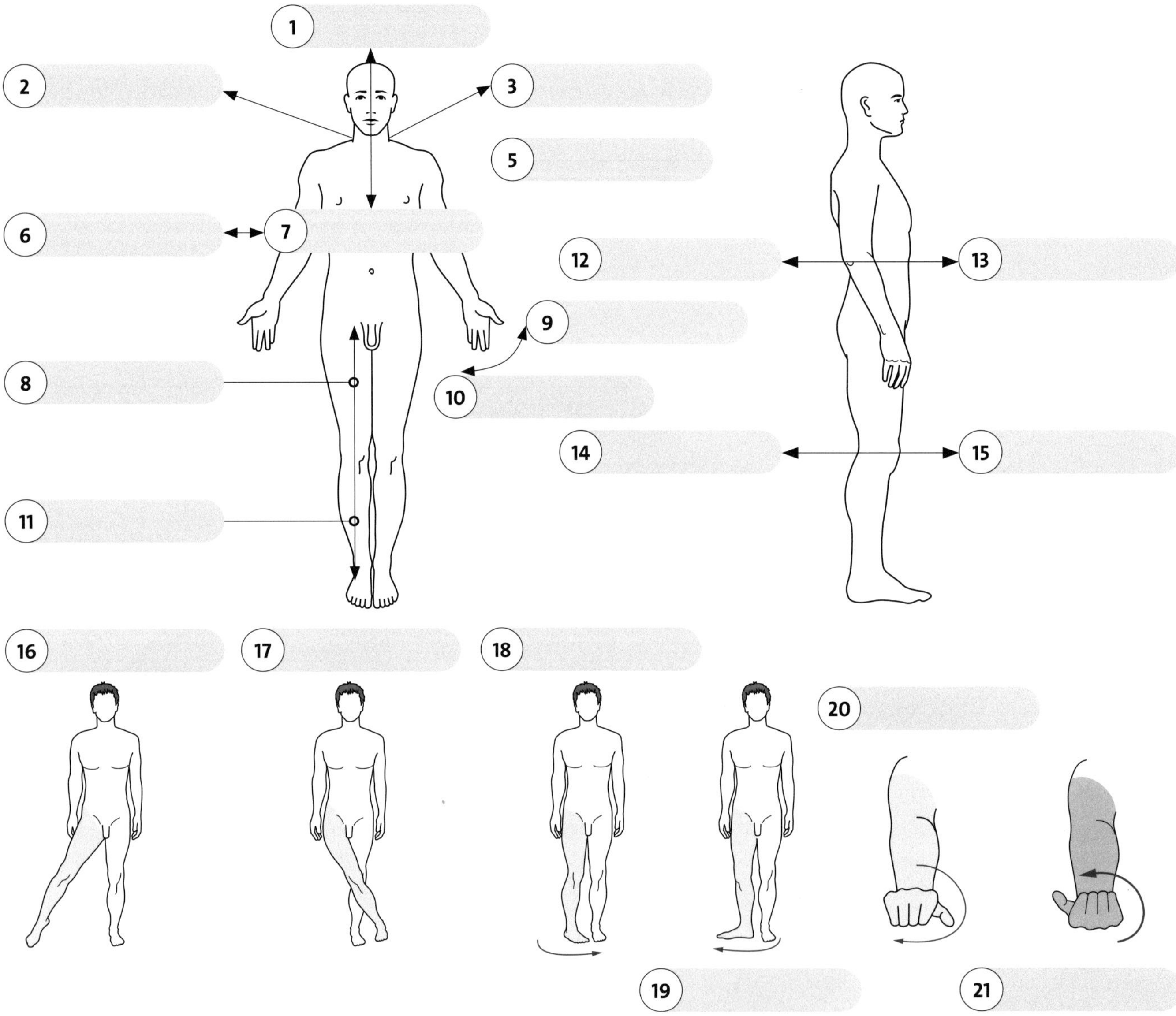

Funktionen kompakt
Die Fachbegriffe entstammen der Anatomie und sind für Pflegende wichtig, um fachgerecht kommunizieren zu können. Sie helfen auch dabei, Patientinnen zu unterstützen, z. B. einen Arztbrief zu verstehen.

Interessant zu wissen
Bei der Beschreibung anatomischer Verhältnisse, z. B. der Lage von Organen, wird immer vom Patienten ausgegangen, d. h., das linke Bein des Patienten befindet sich für den Betrachter auf der rechten Seite.

Zeichenblatt 2: Körperachsen und Körperebenen

a) Beschriften **Sie die Strukturen der Körperachsen und Körperebenen.**
b) Malen **Sie die Körperachsen und Körperebenen in den angegebenen Farben aus.**

Struktur	Farbe
Sagittalebene	Orange/transparent
Frontalebene	Hellgrün/transparent
Transversalebene	Hellblau/transparent
Sagittalachse	Rot
Longitudinalachse	Grün
Horizontalachse	Blau

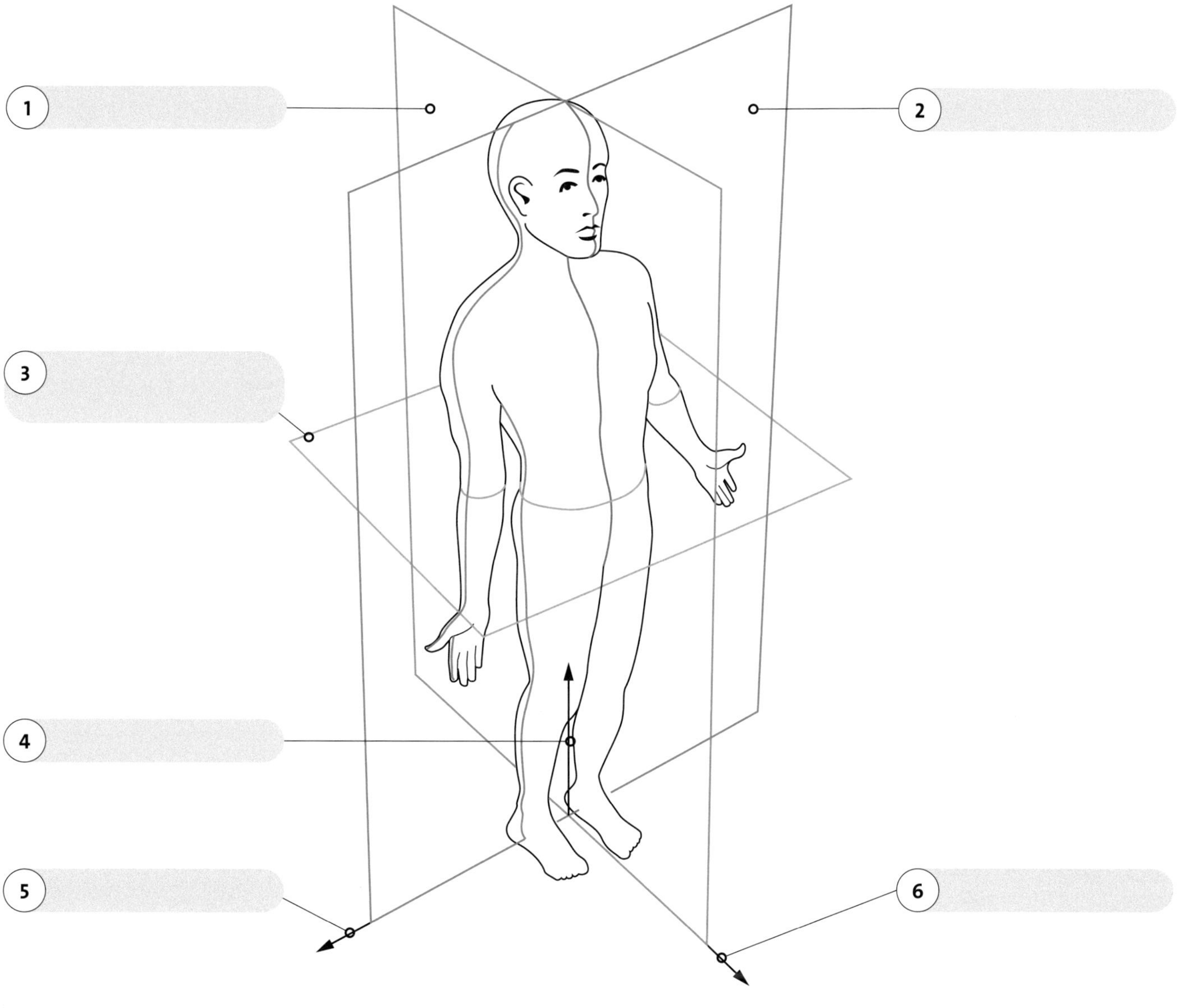

Funktionen kompakt
Die Bezeichnung der verschiedenen Ebenen wird bei der bildgebenden Diagnostik benötigt.

Interessant zu wissen
Bei einer CT-Untersuchung wird die zu untersuchende Körperregion in vielen hauchdünnen Aufnahmen dargestellt. Häufig erfolgt dies in der Transversalebene. Bei einer Röntgenuntersuchung erfolgt meist eine Aufnahme in der Frontalebene.

Zeichenblatt 3: Zelle

a) Beschriften **Sie die Strukturen einer Zelle.**
b) Malen **Sie die Bereiche der Zelle in den angegebenen Farben aus.**

Struktur	Farbe
Zellkern	Hellblau
Kernkörperchen	Rosa
Mitochondrien	Braun
Golgi-Apparat	Violett
Endoplasmatisches Retikulum	Blau
Ribosomen	Schwarz
Zellmembran	Orange

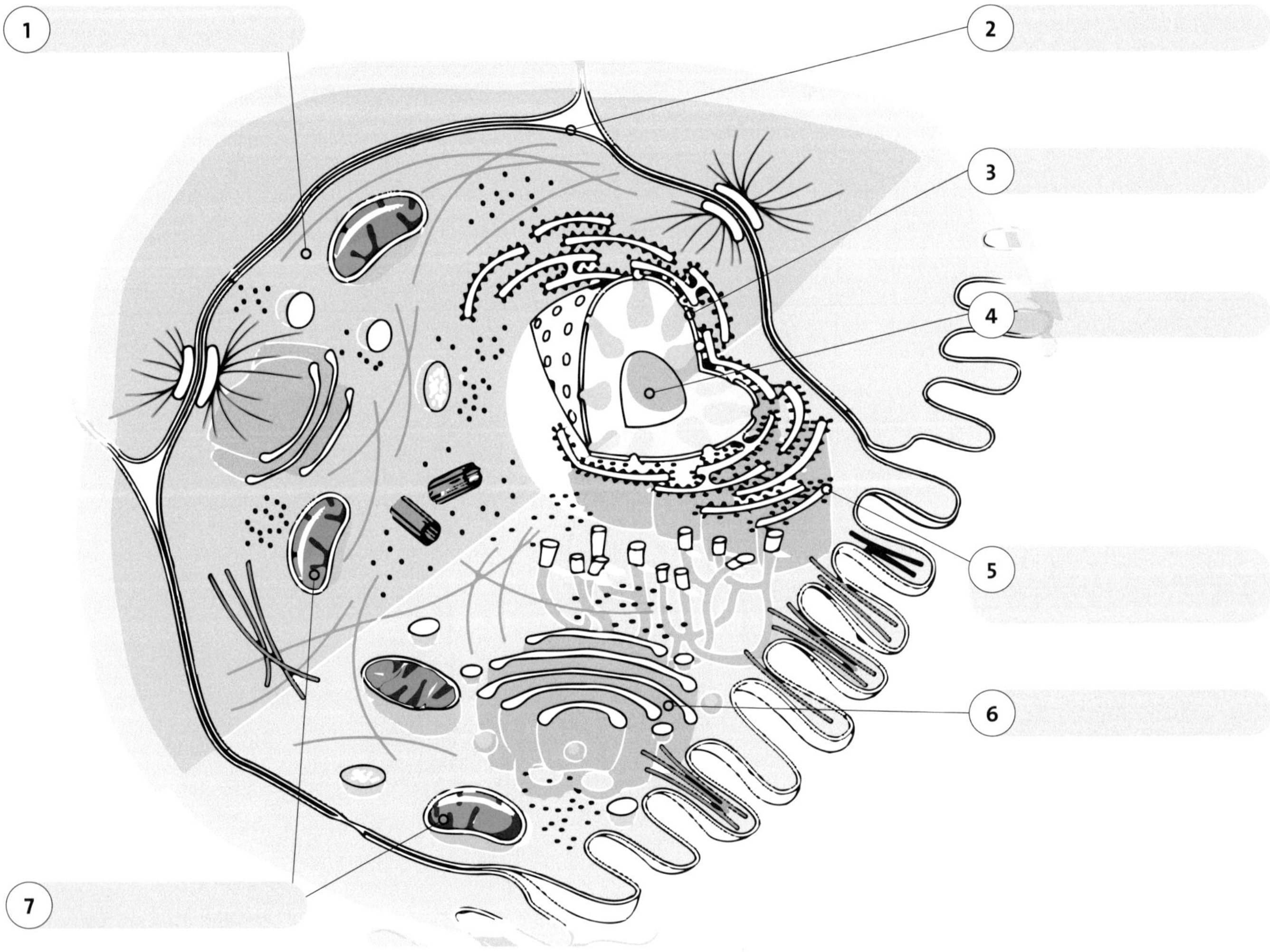

Funktionen kompakt
Die Zelle ist der kleinste Baustein aller lebenden Organismen.
Sie enthält im Zellkern die DNA und damit alle Informationen zum Aufbau und zur Funktion der Zelle.

Interessant zu wissen
Im Gegensatz zur pflanzlichen Zelle hat die tierische Zelle – also auch die menschliche Zelle – nur eine Zellmembran und keine Zellwand. Die DNA der menschlichen Zelle ist durch den Zellkern geschützt. Bakterien besitzen keinen echten Zellkern und werden deshalb als Prokaryoten bezeichnet.

Zeichenblatt 4: Epithelgewebe

a) Beschriften **Sie die Strukturen der verschiedenen Epithelgewebe.**
b) Malen **Sie die Bereiche der Epithelgewebe in den angegebenen Farben aus.**

Struktur	Farbe
Verhornte Zellen	Grau
Zellkerne	Rot
Flimmerhärchen	Blau
Basalmembran	Orange

1

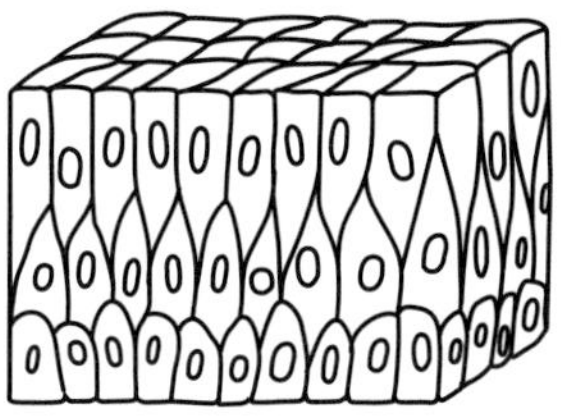

2

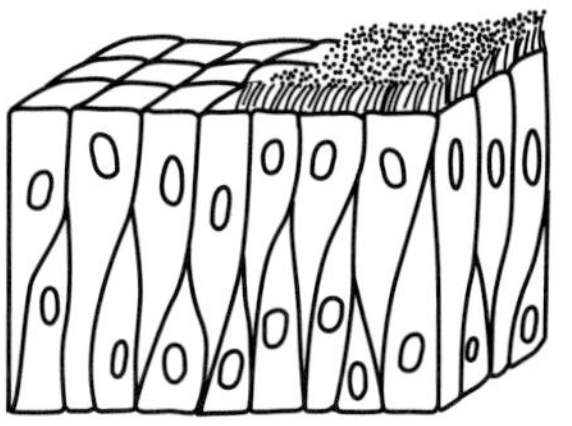

3

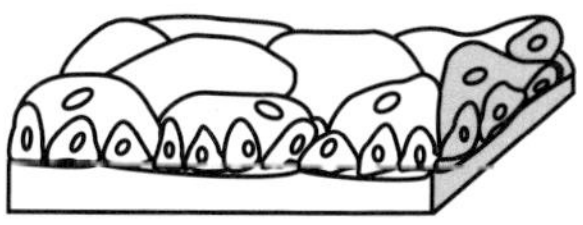

4

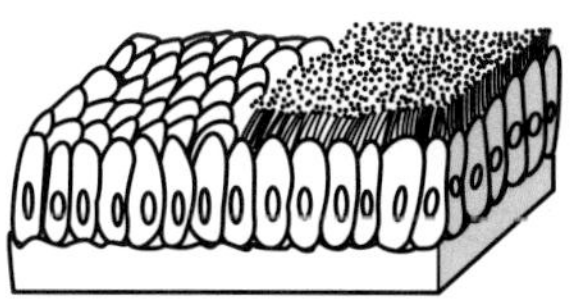

5

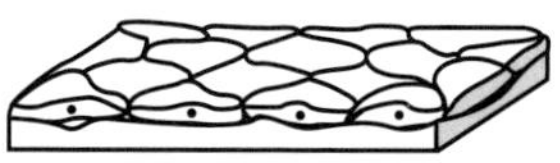

6

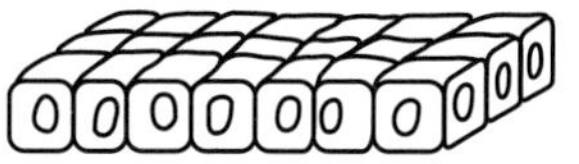

7

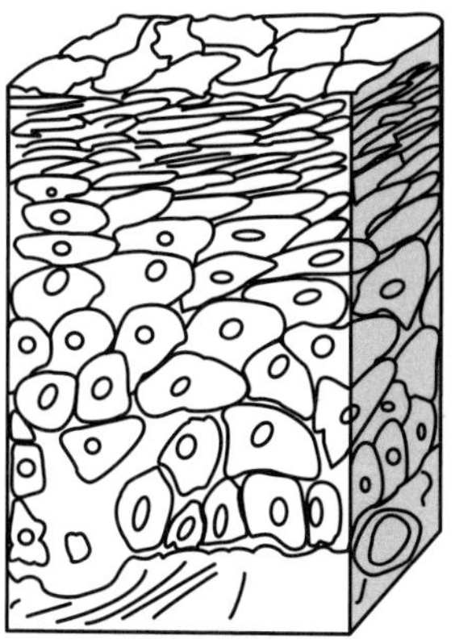

8

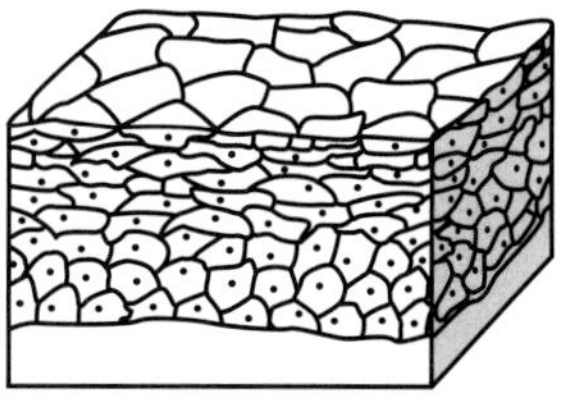

Funktionen kompakt
Epithelien sind Oberflächengewebe und Drüsengewebe, sie grenzen Organe und Strukturen gegenüber der Umgebung ab bzw. bilden Sekrete und Hormone. Spezialisierte Epithelien dienen der Reizwahrnehmung.

Interessant zu wissen
Innerhalb der Epithelien verlaufen keine Blutgefäße, aber Nerven sind vorhanden. Epithelzellen können zu Mikrovilli, Zilien, sensorischen Rezeptoren und Drüsen spezialisiert sein.

Zeichenblatt 5: Haut

a) Beschriften **Sie die Strukturen der Haut.**

b) Malen **Sie die Bereiche der Haut in den angegebenen Farben aus.**

Struktur	Farbe
Epidermis	Ihre eigene Hautfarbe
Dermis	Beige
Subcutis	Hellgelb
Haar	Ihre eigene Haarfarbe
Schweißdrüse mit Ausführungsgang	Hellblau
Nerv	Gelb
Haarbalgmuskel	Rot
Blutgefäße	Rot und Blau
Talgdrüse	Orange

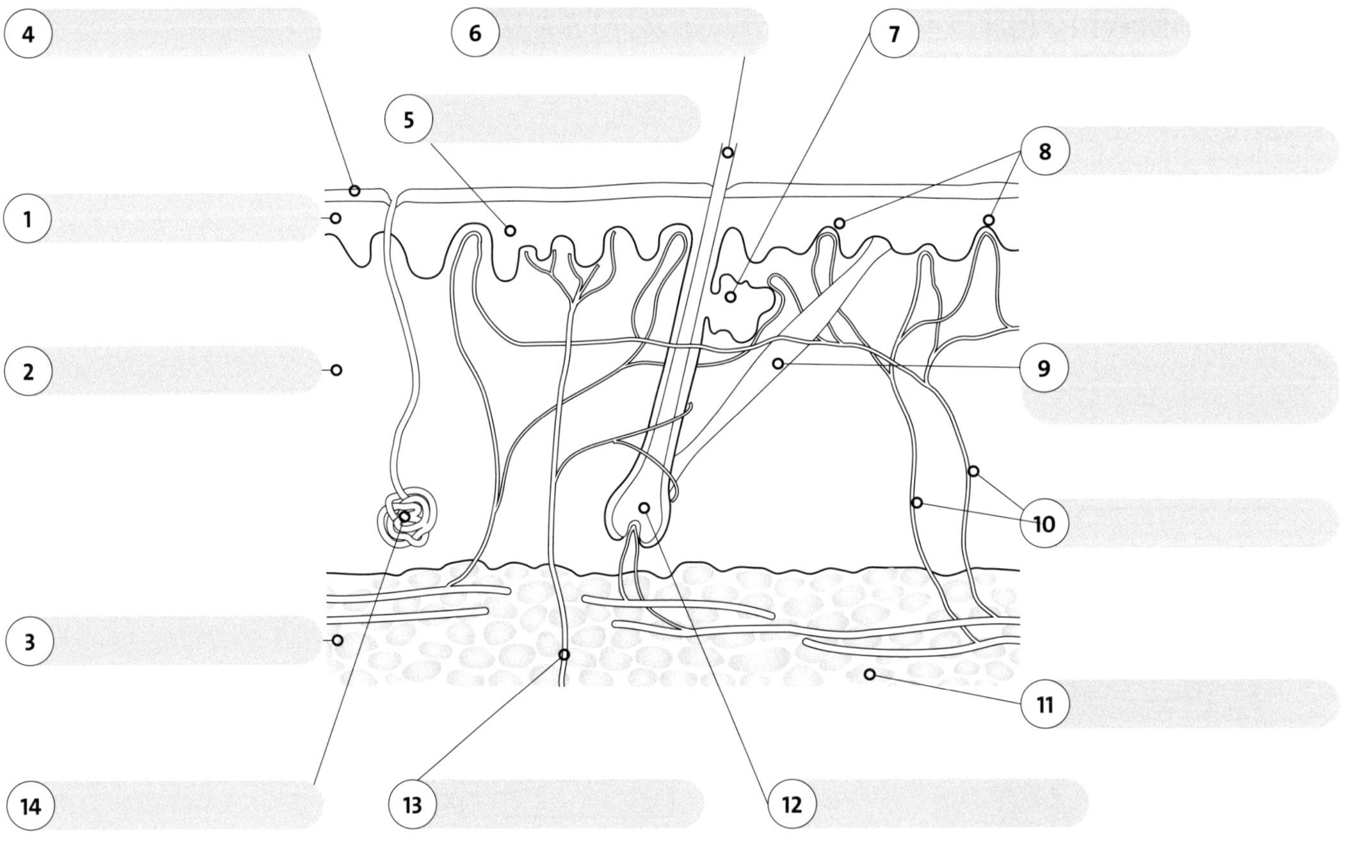

Funktionen kompakt

Die Haut schützt vor äußeren Einflüssen wie Sonnenstrahlung, Fremdkörpern und vor Austrocknung.

Die Haut dient auch der Kommunikation: Wer sich schämt, errötet.

Die Sinnesrezeptoren in der Haut nehmen Reize verschiedener Qualitäten auf.

Interessant zu wissen

Die Epidermis und die Dermis zusammen werden auch als Cutis bezeichnet. Daraus ergibt sich für die Unterhaut der Begriff *Subcutis*. Friert ein Mensch, so kontrahieren die Mm. arrector pili und stellen die feinen Härchen auf der Haut auf. Es entsteht eine „Gänsehaut". Dies ist ein nicht mehr funktionierender Mechanismus der Wärmeisolation, da das Haarkleid des Menschen am gesamten Körper nicht mehr dicht genug ist. Auch bei Angst oder Ekel tritt eine Gänsehaut auf, dieser Zusammenhang ist noch nicht einheitlich geklärt.

Zeichenblatt 6: Hautdrüsen

a) Beschriften **Sie die Strukturen der Hautdrüsen.**
b) Malen **Sie die Bereiche der Hautdrüsen in den angegebenen Farben aus.**

Struktur	Farbe
Subcutis	Hellgelb
Dermis	Beige
Epidermis-Keimschicht	Orange
Epidermis-Hornschicht	Grau
Haarbalgmuskel	Rot
Schweißdrüse und Drüsenausführungsgang	Blau
Talgdrüse	Violett
Haar	In Ihrer eigenen Haarfarbe
Duftdrüse	Grün

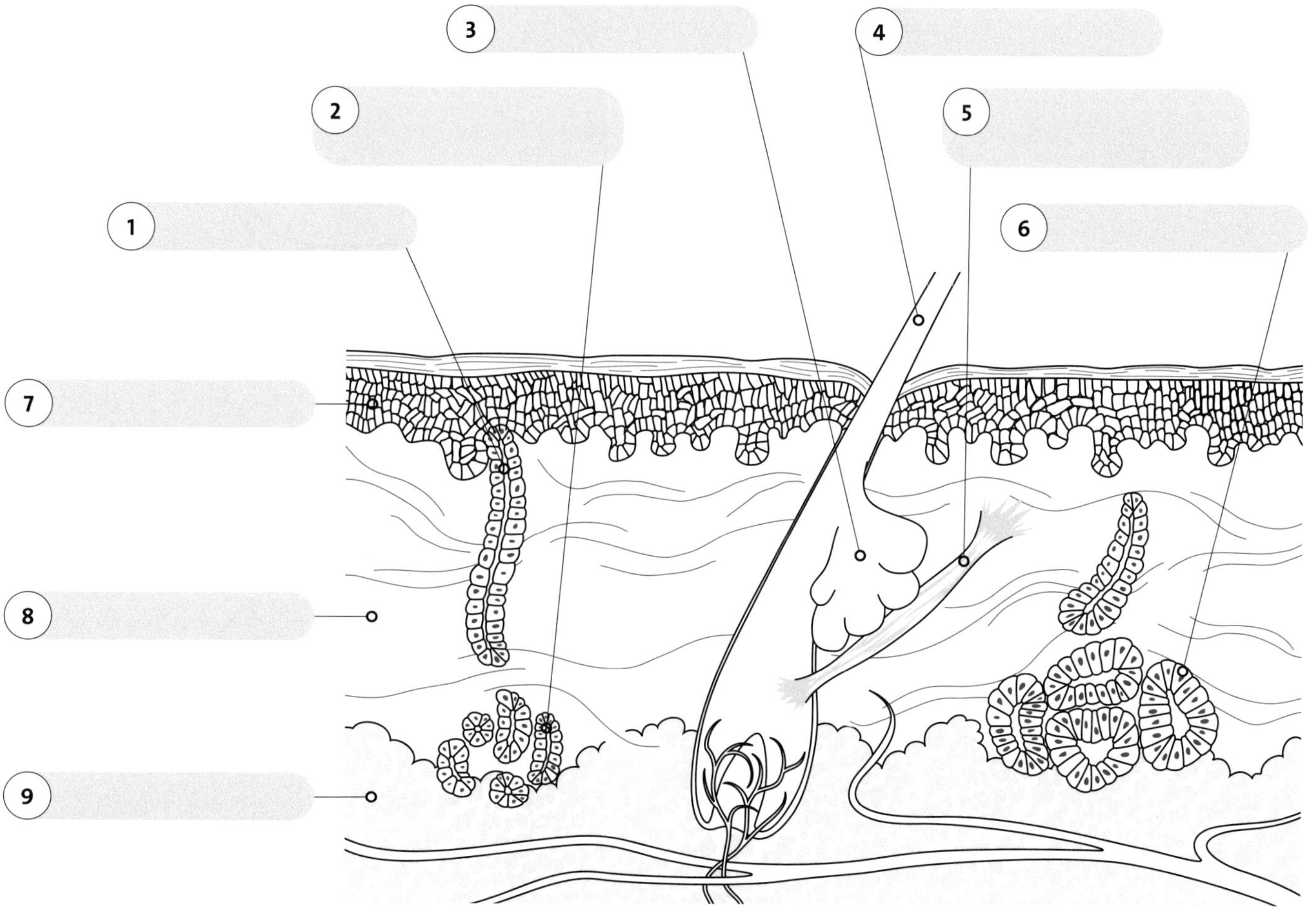

Funktionen kompakt
Die Talgdrüsen produzieren Sekrete, die die Haut vor Austrocknung schützen und geschmeidig halten. Die Schweißdrüsen dienen in erster Linie der Wärmeregulation. Die Duftdrüsen setzen Duftstoffe frei, die der Kommunikation dienen.

Interessant zu wissen
Die Aktivität der verschiedenen Hautdrüsen ist individuell unterschiedlich. In der Pubertät steigt die Aktivität der Talgdrüsen sprunghaft an. Eine zu starke Talgproduktion kann unter bestimmten Bedingungen zu Akne führen.

Zeichenblatt 7: Fingernagel

a) Beschriften **Sie die Strukturen des Fingernagels.**

b) Malen **Sie die Bereiche des Fingernagels in den angegebenen Farben aus.**

Struktur	Farbe
Nagelplatte	Farbe Ihrer Wahl
Möndchen	Violett
Nagelhaut	Grau
Nagelfalz	Blau
Nagelmatrix	Beige
Nagelbett	Rot

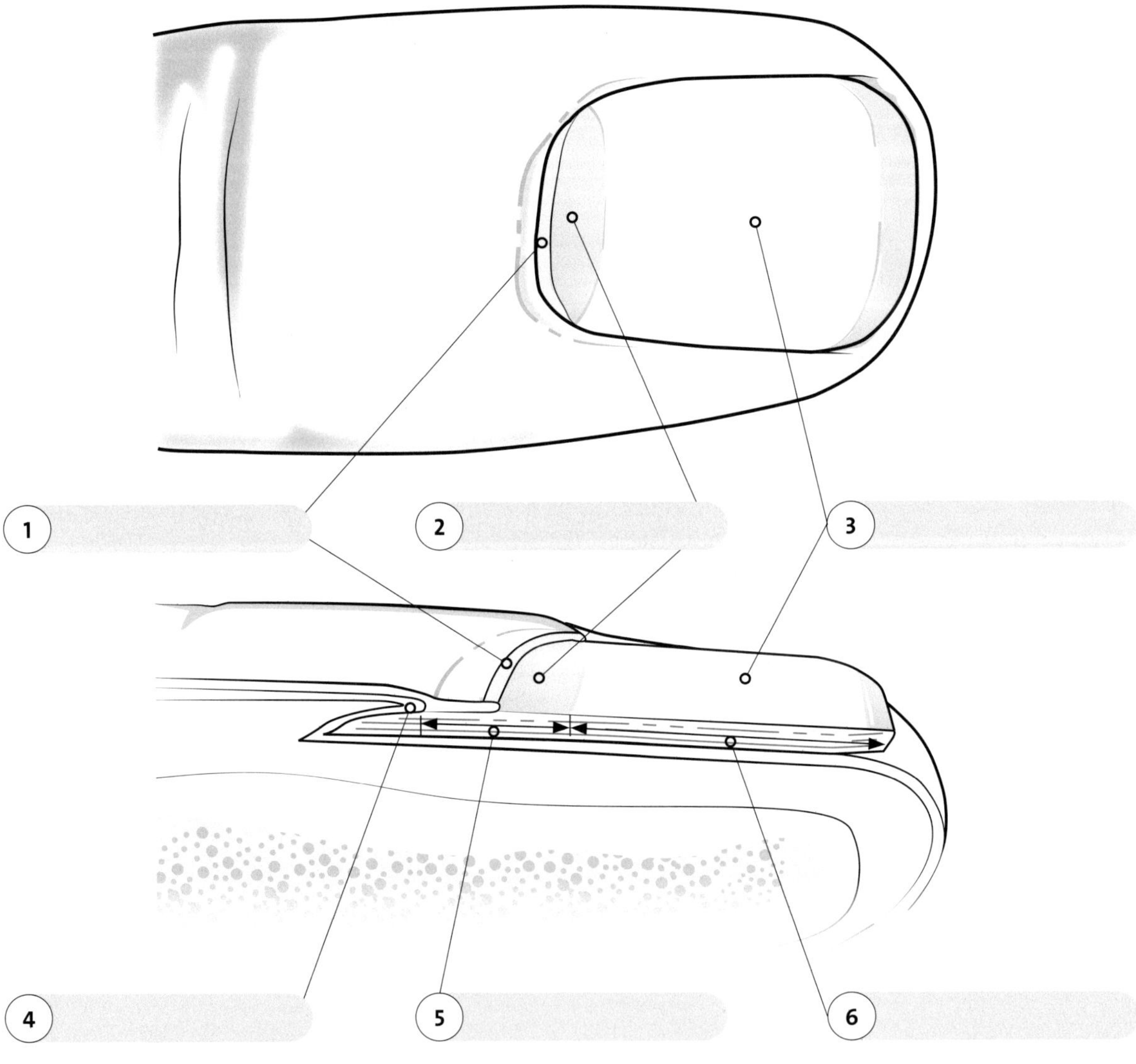

Funktionen kompakt

Fingernägel und auch Fußnägel dienen dem Schutz der sensiblen Finger- und Zehenspitzen. Sie unterstützen die Tastfunktion, indem sie einen festen Widerstand beim Tasten für die Fingerbeeren bilden.

Interessant zu wissen

Eine Nagelbettentzündung wird häufig von Bakterien verursacht und kann sich auch auf den Nagelfalz, die Nagelhaut und den Nagelwall ausbreiten. Pilze und Viren können ebenfalls die Ursache sein. Sie kann akut verlaufen, aber auch chronifizieren.

B Ernährung, Stoffwechsel und Ausscheidung

Zeichenblatt 8: Mundhöhle

a) Beschriften **Sie die Strukturen der Mundhöhle.**

b) Malen **Sie die Bereiche der Mundhöhle in den angegebenen Farben aus.**

Struktur	Farbe
Harter Gaumen	Orange
Weicher Gaumen mit Zäpfchen	Gelb
Gaumenmandeln	Grün
Mundboden	Violett
Lippenbändchen	Blau
Zungenbändchen	Schwarz

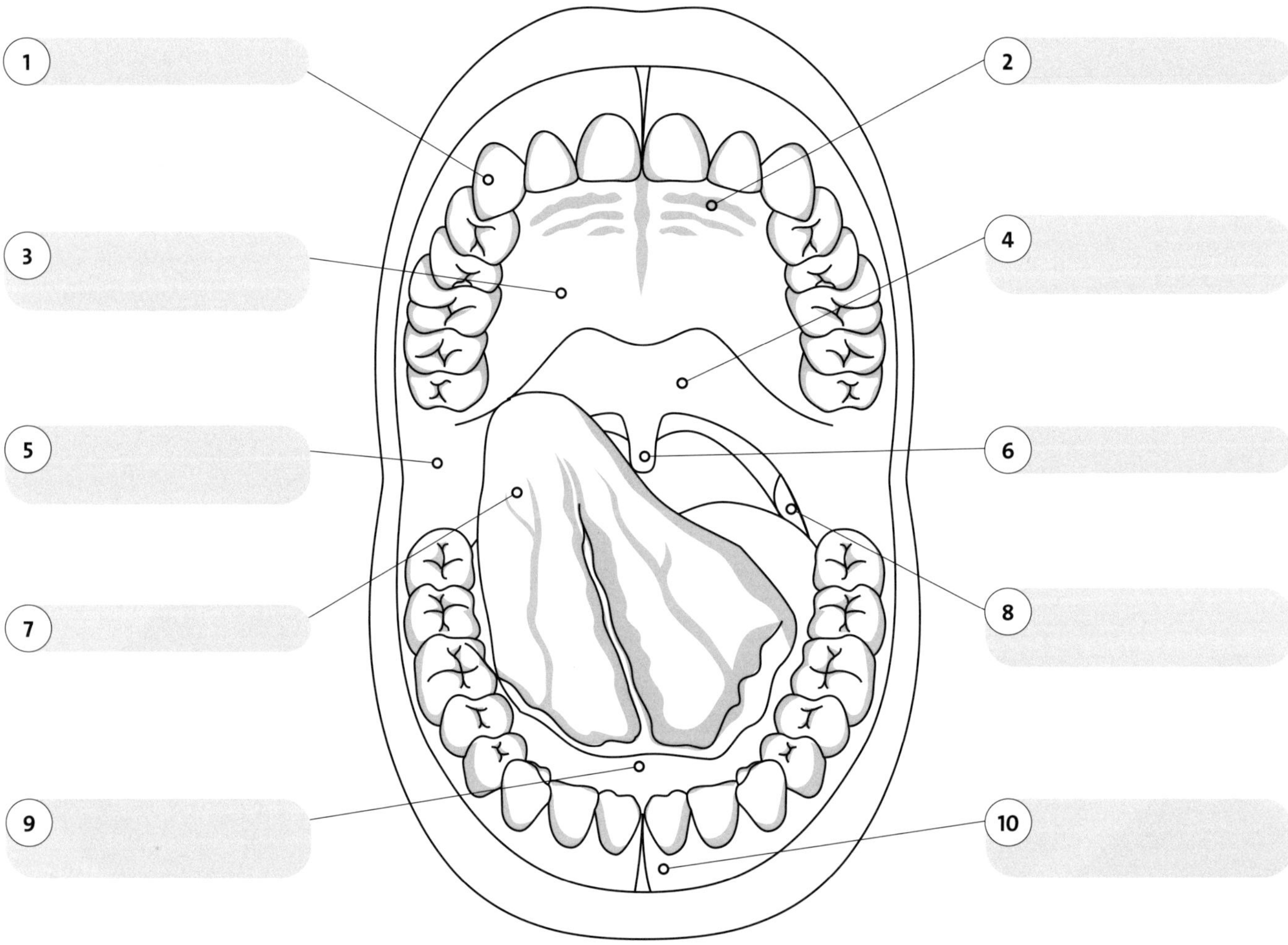

Funktionen kompakt

Im Mund wird die Nahrung gekaut und zum Schlucken vorbereitet. Gleichzeitig werden die verschiedenen Geschmacksqualitäten auf der Zunge registriert. Die durch das Kauen freigesetzten gasförmigen Aromen werden vom Riechepithel wahrgenommen und so entsteht der Gesamteindruck des Geschmackes.

Interessant zu wissen

In der Mundhöhle und im Rachenraum werden mit Hilfe der Zunge, den Zähnen, dem Gaumen und den Lippen die Konsonanten und Vokale gebildet. Zusammen mit dem Luftstrom und den Stimmlippen ermöglichen sie die artikulierte Laut-Sprache.

Zeichenblatt 9: Milchgebiss und Erwachsenengebiss

a) Beschriften Sie die Strukturen des Milch- und des Erwachsenengebisses.
b) Malen Sie die Bereiche in den angegebenen Farben aus.

Struktur	Farbe
Schneidezähne	Grün
Eckzähne	Rot
Backenzähne	Hellblau
Mahlzähne	Dunkelblau
Weisheitszähne	Violett

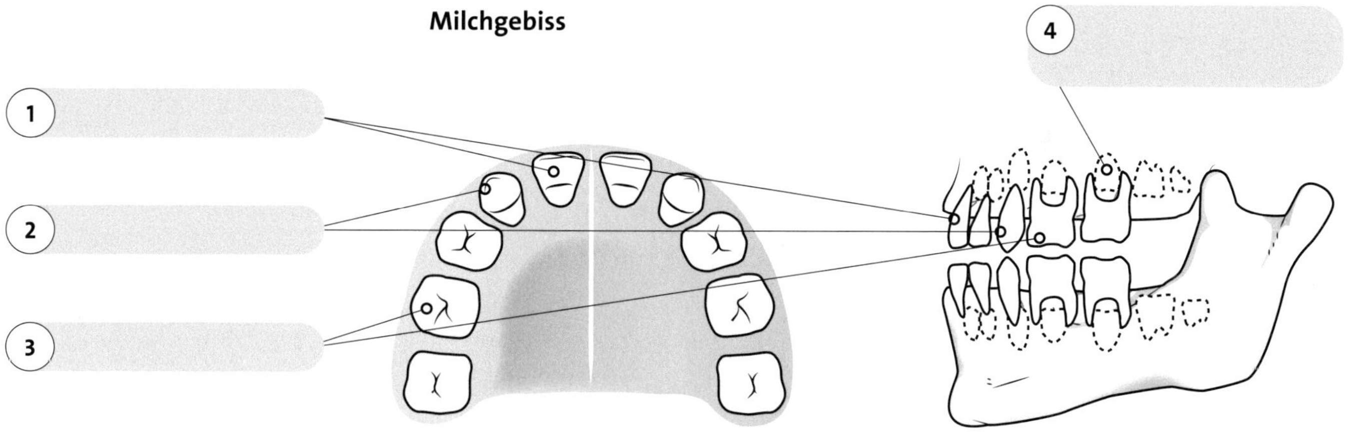

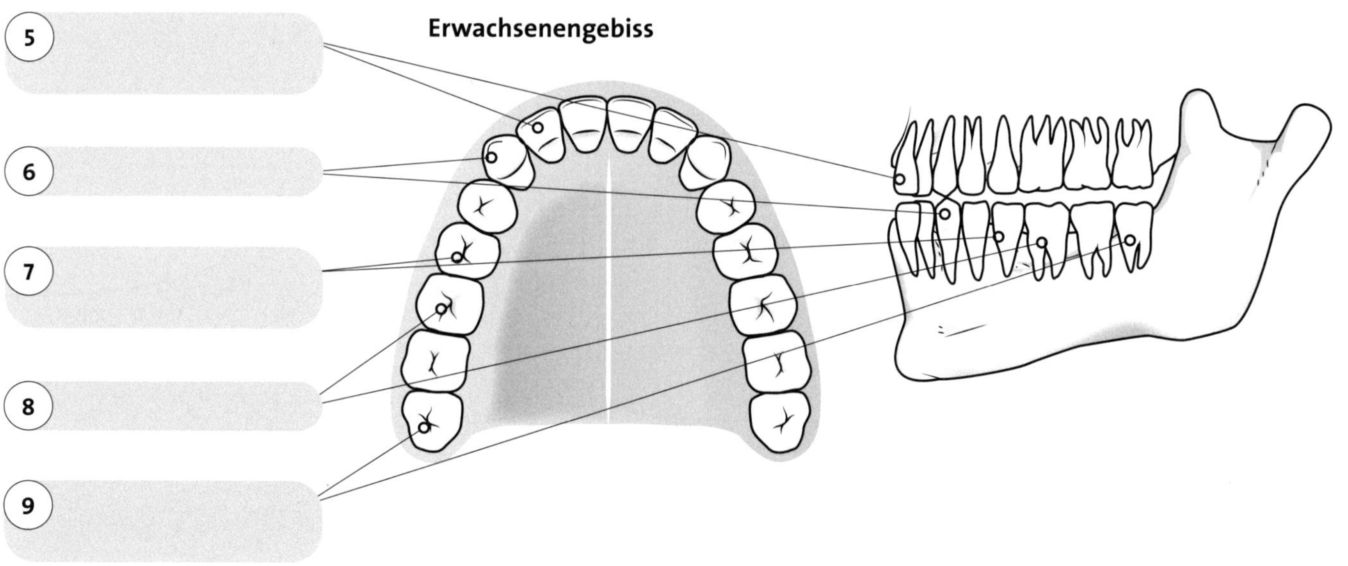

Funktionen kompakt
Schneidezähne und Eckzähne dienen zum Abbeißen, mit den Eckzähnen kann man etwas abreißen. Backenzähne und Mahlzähne sind zum Kauen da.

Interessant zu wissen
Piercings im Bereich der Mundhöhle – z. B. in der Lippe – können mechanisch zu kleinen Rissen im Zahnschmelz führen und dadurch den Zahn schädigen.

Zeichenblatt 10: Zahn

a) Beschriften **Sie die Strukturen eines Zahnes.**
b) Malen **Sie die Bereiche des Zahns in den angegebenen Farben aus.**

Struktur	Farbe
Zahnbein	Gelb
Zahnfleisch	Rot
Blutgefäße	Rot und Blau
Nerven	Gelb
Knochen	Beige
Zahnzement	Blau

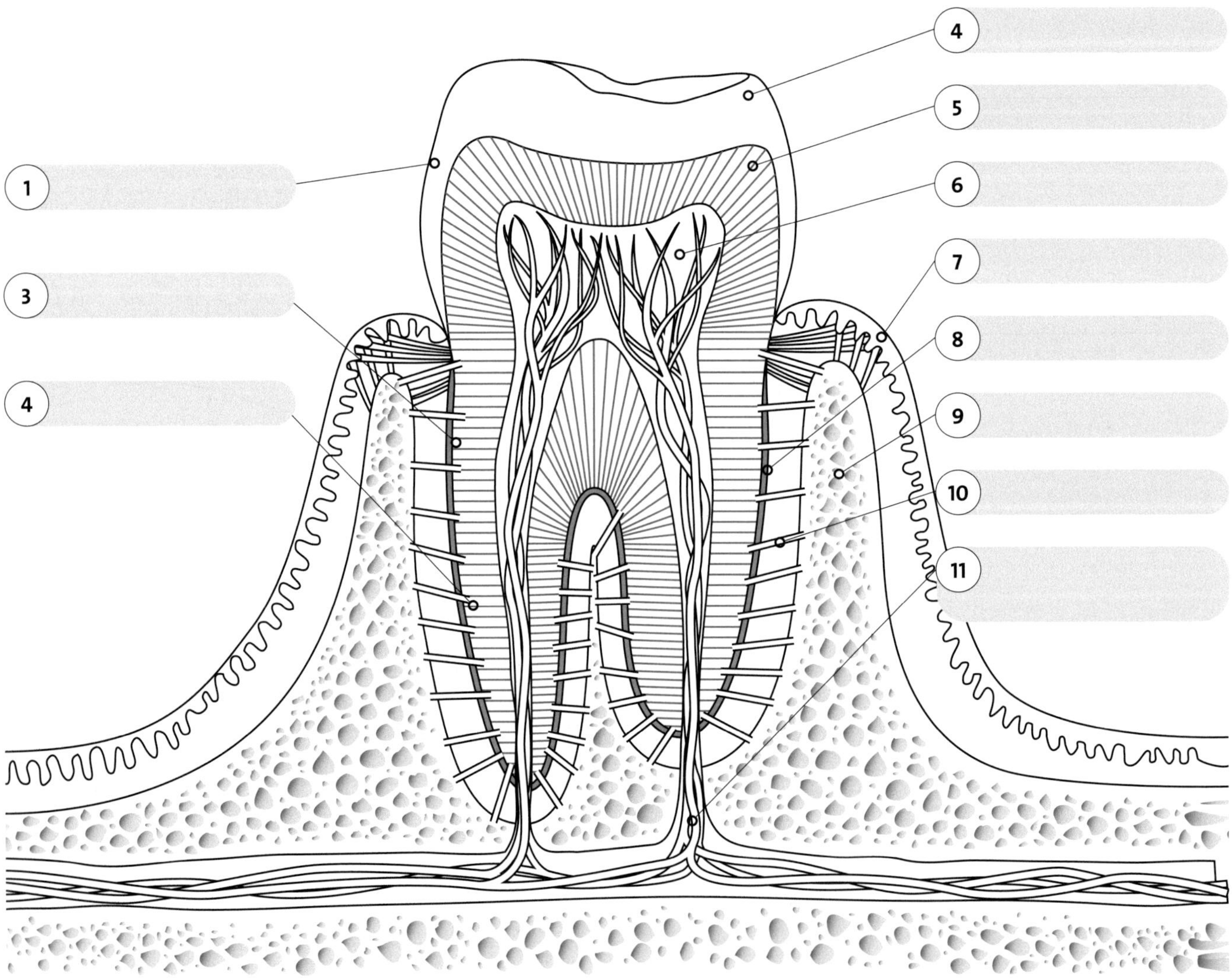

Funktionen kompakt
Die Zähne dienen dem Abbeißen und der Zerkleinerung der Nahrung, damit diese dann im Verdauungstrakt verarbeitet werden kann.

Interessant zu wissen
Ein intaktes und funktionstüchtiges Gebiss ist die Voraussetzung für die physiologische Nahrungsaufnahme und die Verdauung. Erkrankungen wie Karies und Parodontose beeinträchtigen die Funktionsfähigkeit des Gebisses. Regelmäßige und gründliche Zahnpflege beugen diesen Erkrankungen vor.

Zeichenblatt 11: Speicheldrüsen

a) Beschriften **Sie die Strukturen der Speicheldrüsen.**

b) Malen **Sie die Bereiche der Speicheldrüsen und der Mundhöhle in den angegebenen Farben aus.**

Struktur	Farbe
Speicheldrüsen	Gelb
Ausführungsgänge der Speicheldrüsen	Gelb/Orange
Kaumuskulatur	Rot
Zunge	Rosa

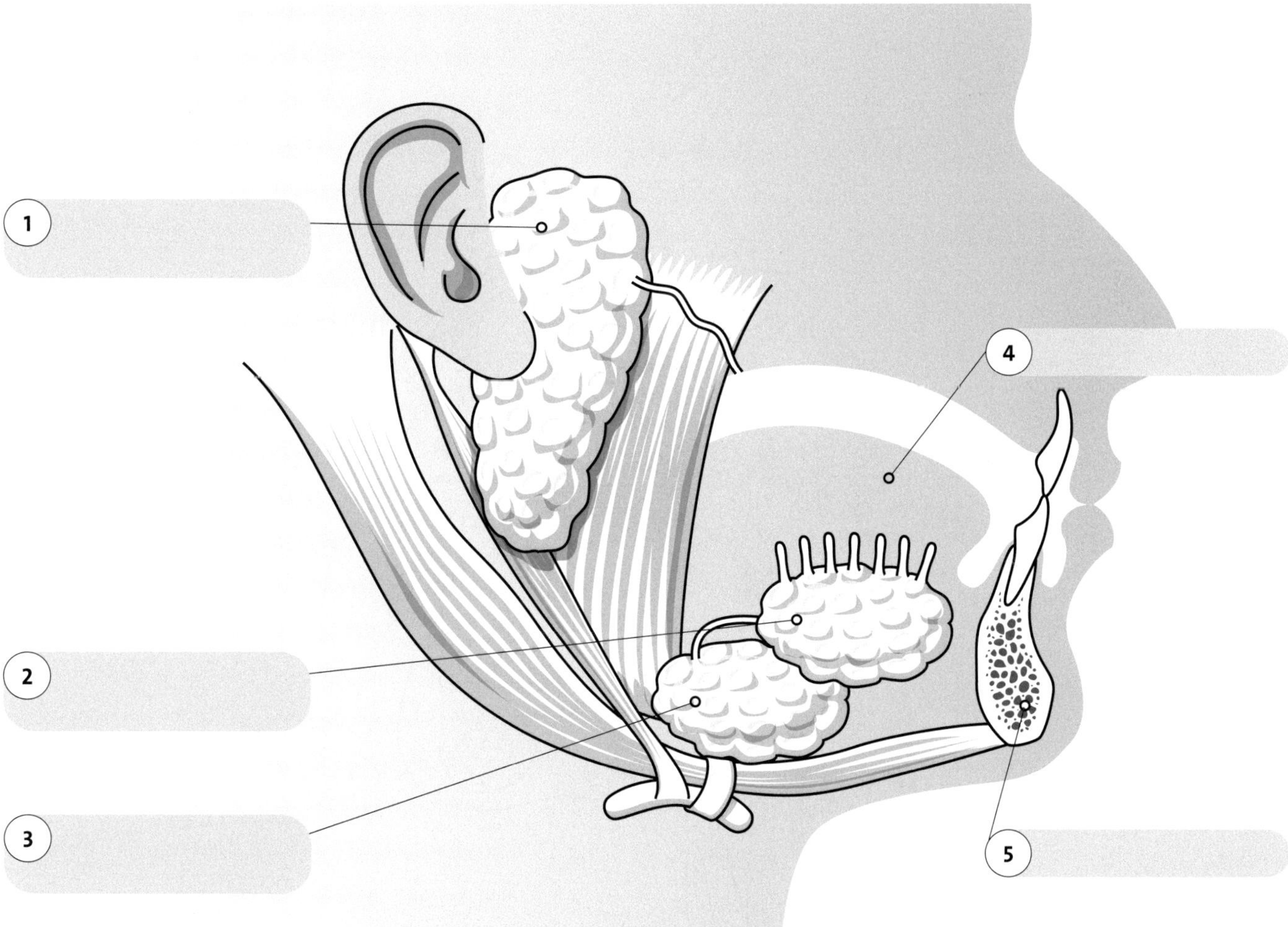

Funktionen kompakt

Die Mund-Speicheldrüsen produzieren den Mundspeichel, der die Verdauung einleitet und die Nahrung in der Mundhöhle gleitfähig macht. Immunglobuline im Mundspeichel dienen der Abwehr von pathogenen Erregern. Der Speichel schützt ebenfalls die Zahnsubstanz, da er die Demineralisierung verhindert und remineralisierend wirkt.

Interessant zu wissen

Im Alter lässt bei einem Drittel der Menschen der Speichelfluss nach, die häufigste Ursache sind Medikamentennebenwirkungen. Mangelnder Speichelfluss kann zu Beschwerden beim Kauen und Schlucken, Sprechproblemen, Schmerzen und Blutungen im Mundbereich führen.

Zeichenblatt 12: Luft- und Speisewege im Rachen

a) Beschriften **Sie die Strukturen des Rachens.**

b) Malen **Sie die Bereiche des Rachens sowie der Luft- und Speisewege in den angegebenen Farben aus.**

Struktur	Farbe
Knochen	Beige
Stirnbeinhöhle	Violett
Keilbeinhöhle	Grün
Weg der Atemluft	Blau
Speiseweg	Gelb
Zunge	Rot
Luftröhre	Hellblau
Speiseröhre	Orange

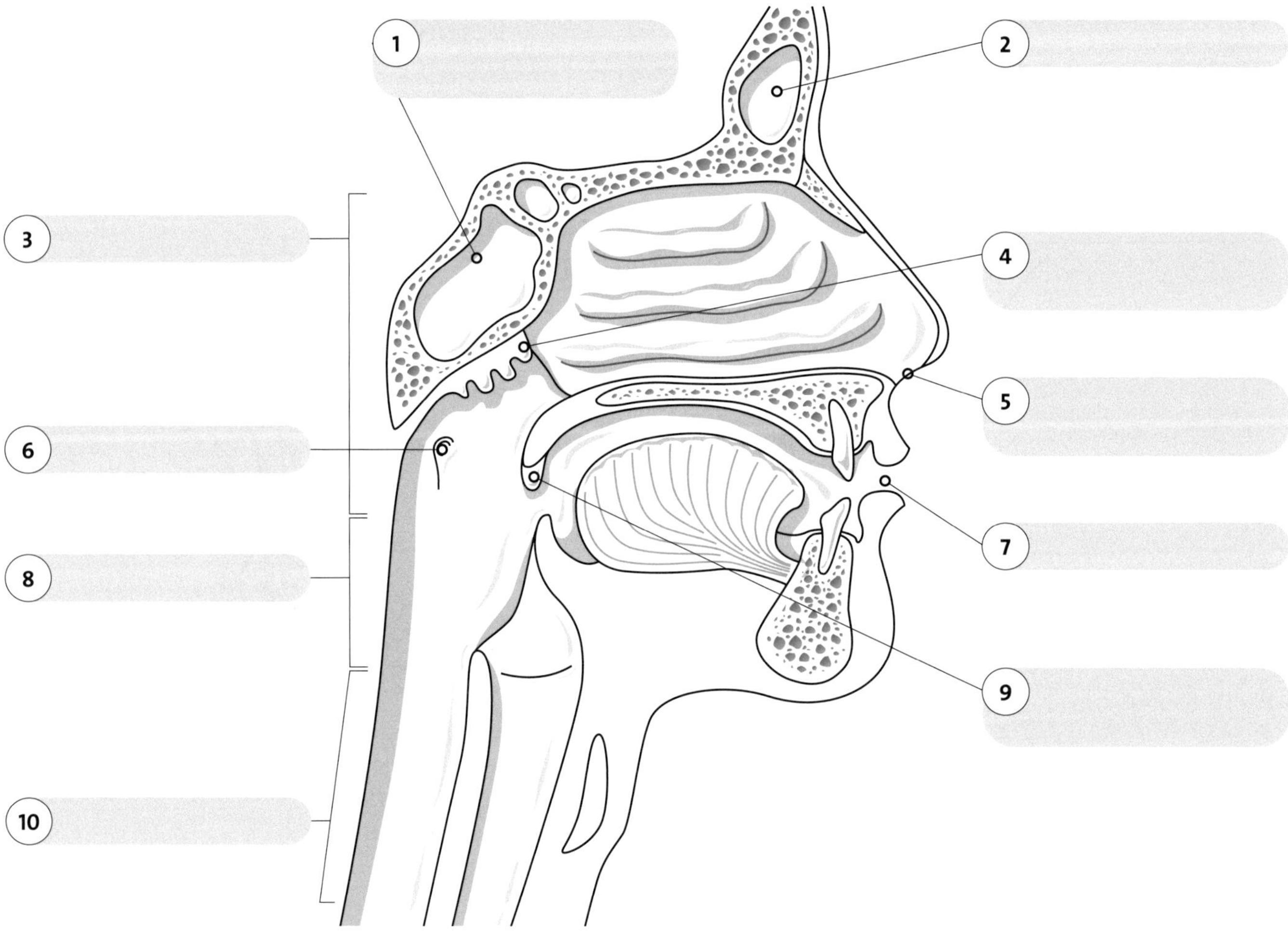

Funktionen kompakt

Der Rachen wird in drei Abschnitte eingeteilt: Epi-, Meso- und Hypopharynx. Im Rachen kreuzen sich der Weg der Atemluft und der Speiseweg. Da es sich um eine große Eintrittsstelle für Mikroorganismen handelt, befinden sich im Rachen mehrere lymphatische Organe, die Mandeln. Sie dienen der Immunabwehr.

Interessant zu wissen

Zusätzlich zu den Mandeln befinden sich viele kleine Lymphknoten am Mundboden und im Bereich der Schleimhaut. Die Anzahl ist individuell unterschiedlich.

Zeichenblatt 13: Verdauungssystem

a) Beschriften **Sie die Strukturen des Verdauungssystems.**

b) Malen **Sie die Bereiche des Verdauungssystems in den angegebenen Farben aus.**

Struktur	Farbe
Speiseröhre	Rot
Magen	Orange
Duodenum	Violett
Jejunum und Ileum	Hellbraun
Dickdarm	Dunkelbraun
Leber	Braun
Gallenblase und Gallengänge	Grün
Bauchspeicheldrüse	Gelb

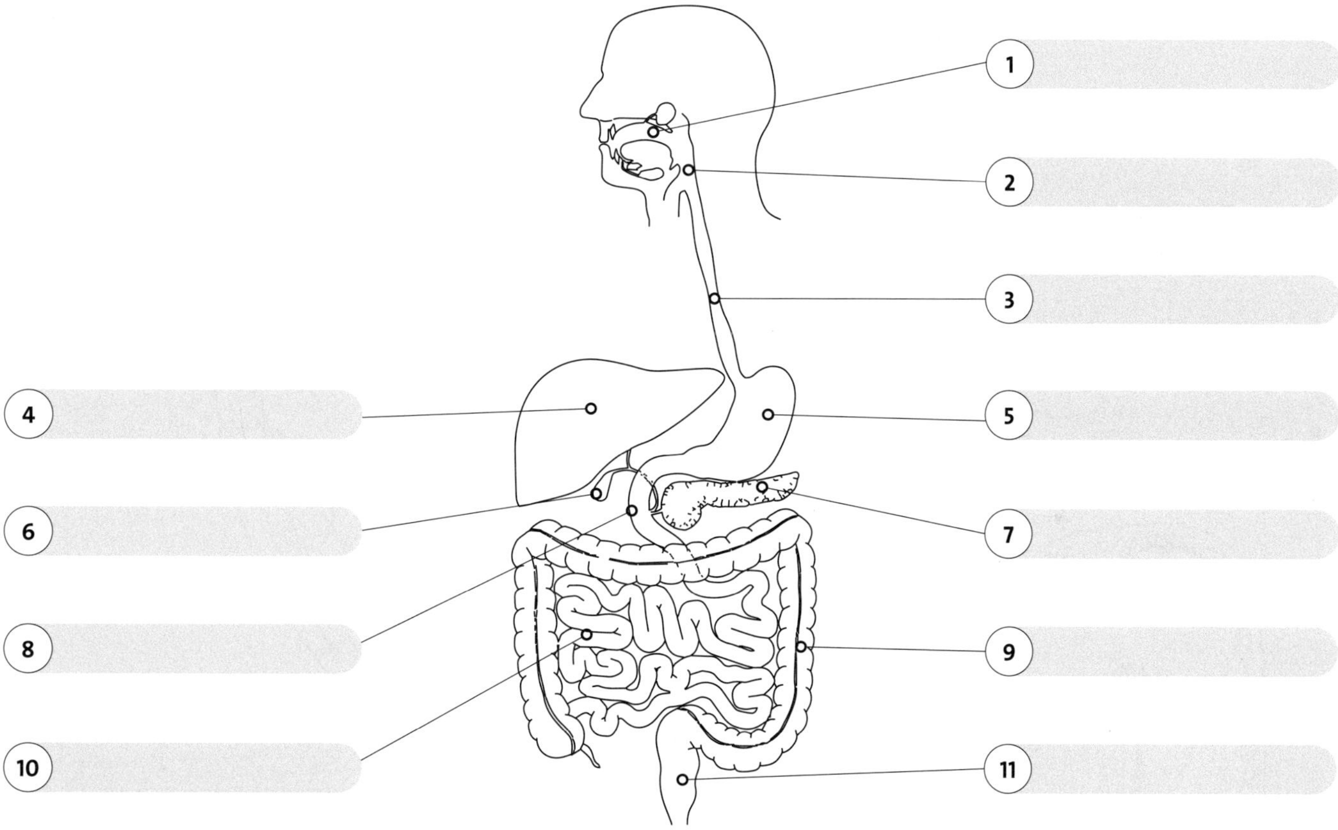

Funktionen kompakt

Die Verdauungsorgane dienen der Aufnahme und Verwertung der Nahrung.
Die Nahrung wird mechanisch zerkleinert, chemisch zersetzt und durch Enzyme in ihre kleinsten Bestandteile, die Nährstoffe, zerlegt.
Diese Nährstoffe werden über die Darmschleimhaut resorbiert.
In der Leber werden die Nahrungsbestandteile verstoffwechselt.
Die Bauchspeicheldrüse produziert Verdauungsenzyme (exokrine Funktion) und reguliert den Blutzuckerspiegel über die Hormone Insulin und Glucagon (endokrine Funktion).

Interessant zu wissen

Das Darmnervensystem gehört zum vegetativen Nervensystem und wird von ca. 108 Neuronen gebildet. Es besteht aus dem Auerbach Plexus/Plexus myentericus und dem Meißner Plexus/Plexus submucosus. Es reguliert die Motorik der Verdauungsorgane und die Sekretion der Drüsen der Darmschleimhaut.

Zeichenblatt 14: Magen

a) Beschriften **Sie die Strukturen des Magens.**

b) Malen **Sie die Bereiche des Magens in den angegebenen Farben aus.**

Struktur	Farbe
Fundus	Violett
Magenstraße	Orange
Antrum pyloricum	Blau
Corpus	Gelb
Duodenum	Rot
Speiseröhre	Türkis

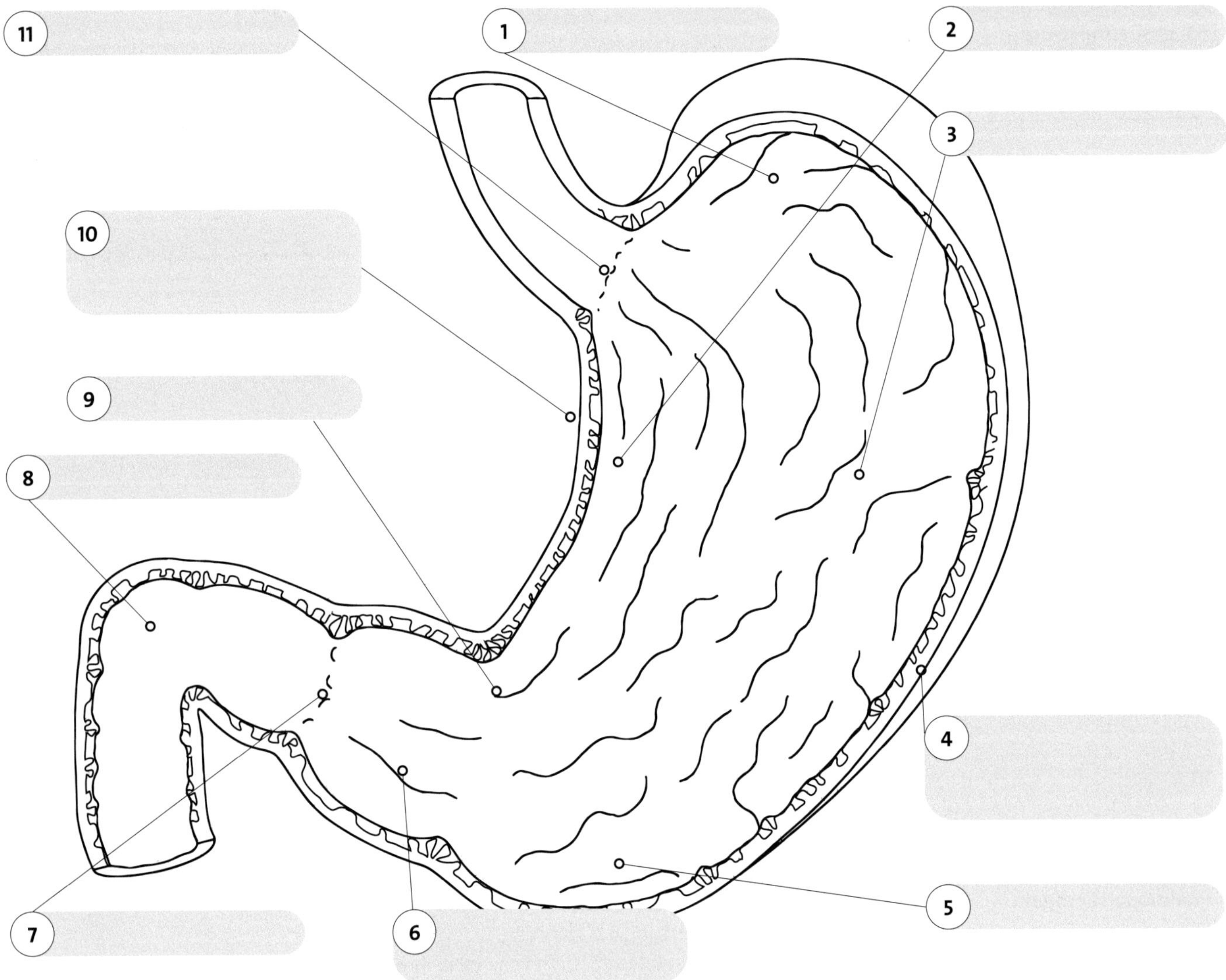

Funktionen kompakt

Im Magen wird die aufgenommene Nahrung mit dem Magensaft vermischt.
Die Salzsäure desinfiziert die Nahrung, denaturiert Eiweiße und aktiviert Pepsinogen zu Pepsin.
Pepsin beginnt die Eiweiße aufzuspalten.

Interessant zu wissen

Die Wahrscheinlichkeit, an einem Magenkarzinom zu erkranken, ist regional sehr unterschiedlich. In Japan liegt sie z. B. deutlich höher als in Deutschland. In Europa ist die Inzidenz rückläufig.

Zeichenblatt 15: Dünndarm

a) Beschriften **Sie die Strukturen des Dünndarms.**

b) Malen **Sie die Bereiche des Dünndarms und Teile des Dickdarms in den angegebenen Farben aus.**

Struktur	Farbe
Duodenum	Orange
Jejunum	Grün
Ileum	Violett
Colon	Hellbraun
Appendix vermiformis	Türkis

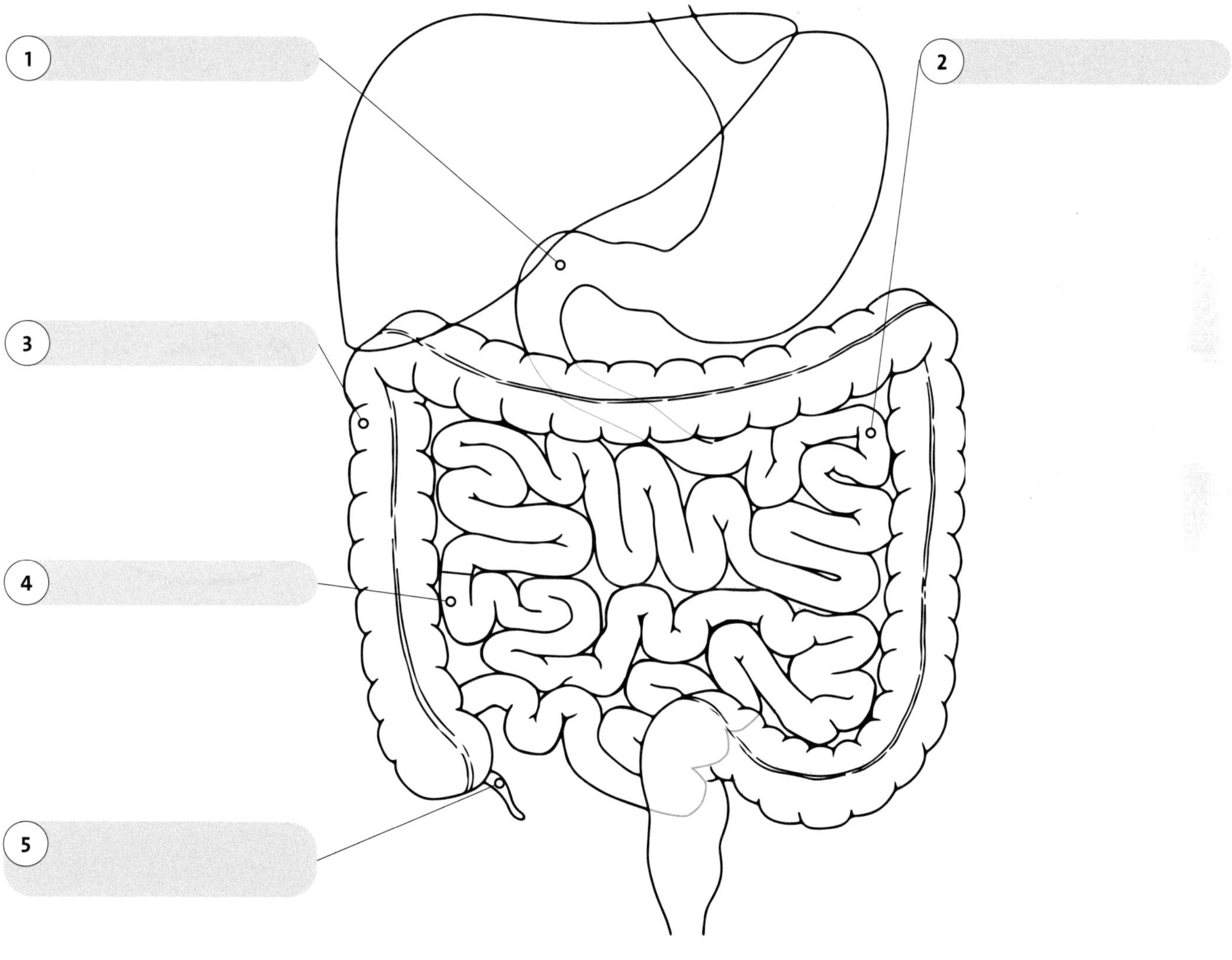

Funktionen kompakt

Im Dünndarm findet die eigentliche Verdauung statt. Die Enzyme der Bauchspeicheldrüse und das Gallensekret spalten die Nährstoffe. In den Saumzellen des Jejunums spalten Enzyme Disaccharide, Triglyceride, Polypeptide und Oligopeptide in die jeweiligen Einzelbausteine. Diese werden dann von der Schleimhaut im Dünndarm resorbiert.

Interessant zu wissen

Die Schlingen des Jejunums und Ileums sind sehr flexibel und liegen vielfach gewunden im Bauchraum. Sie können durch eine Operation zu Ersatzorganen werden, z. B. für die Harnblase.

Zeichenblatt 16: Dünndarm und Dünndarm-zotten

a) Beschriften **Sie die Strukturen des Dünndarms.**
b) Malen **Sie die Bereiche des Dünndarms in den angegebenen Farben aus.**

Struktur	Farbe
Peritoneum	Beige
Muskulatur	Rot
Falten mit Zotten	Hellbraun
Arterie	Rot
Vene	Blau
Lymphgefäß	Gelb

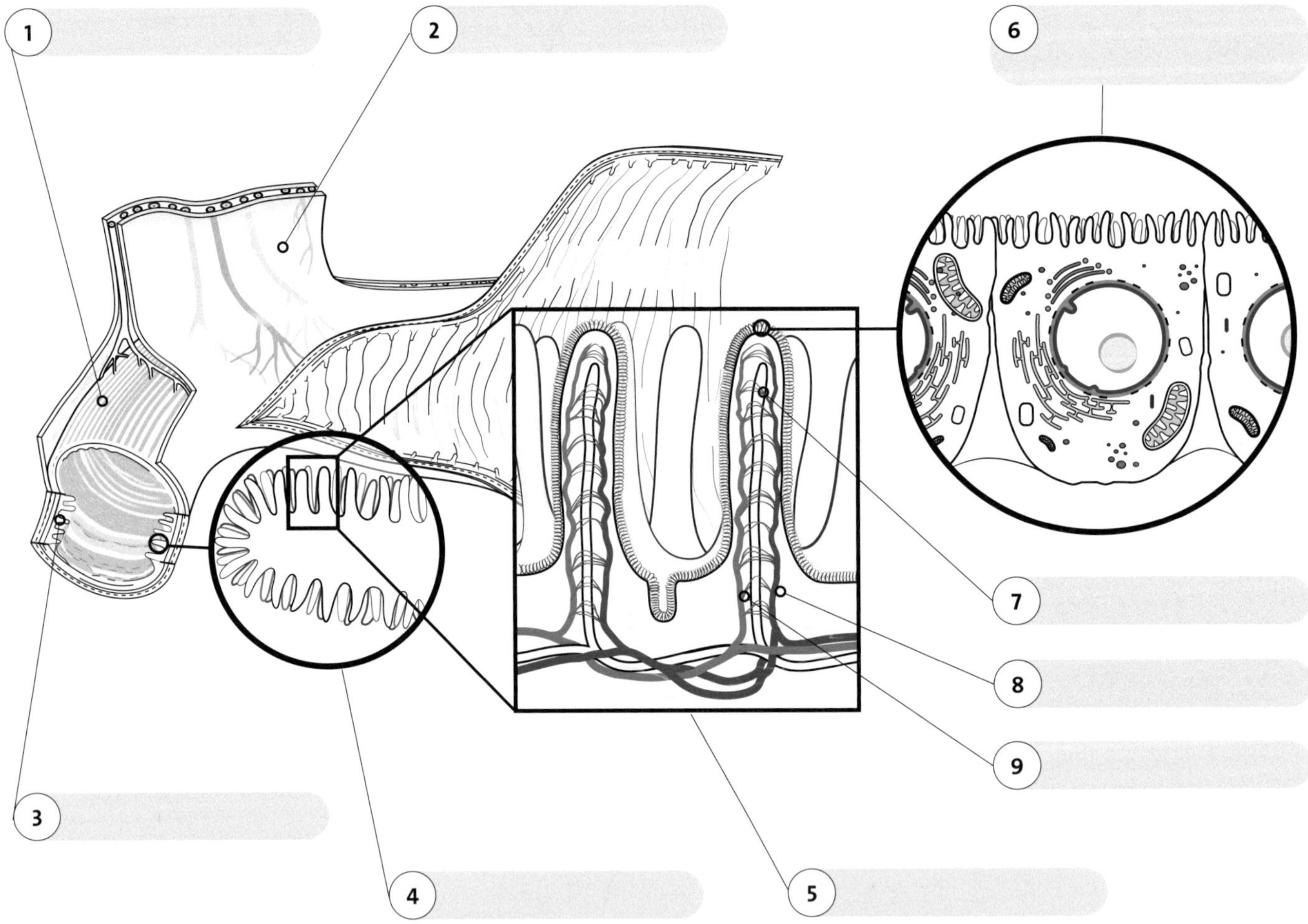

Funktionen kompakt
In den Zellen der Schleimhaut des Dünndarms finden die letzten Verdauungsschritte statt und die aufgespaltenen Nährstoffe werden resorbiert. Lymphatisches Gewebe dient der Abwehr von pathogenen Mikroorganismen.

Interessant zu wissen
Das in der Darmwand liegende „Darmnervensystem", der Plexus submucosus und der Plexus myentericus, werden als Enterisches Nervensystem (ENS) bezeichnet und gehören zum Vegetativen Nervensystem. Das ENS steuert autonom die Peristaltik und die Sekretion der Dünndarmschleimhaut. Es wird vom Sympathikus und Parasympathikus beeinflusst.

Zeichenblatt 17: Dickdarmabschnitte

a) Beschriften **Sie die Strukturen des Darms.**
b) Malen **Sie die Bereiche des Dickdarms in den angegebenen Farben aus.**

Struktur	Farbe
Caecum	Violett
Appendix vermiformis	Rot
Colon ascendens	Grün
Colon transversum	Blau
Colon descendens	Gelb
Sigmoid	Türkis
Rektum	Braun

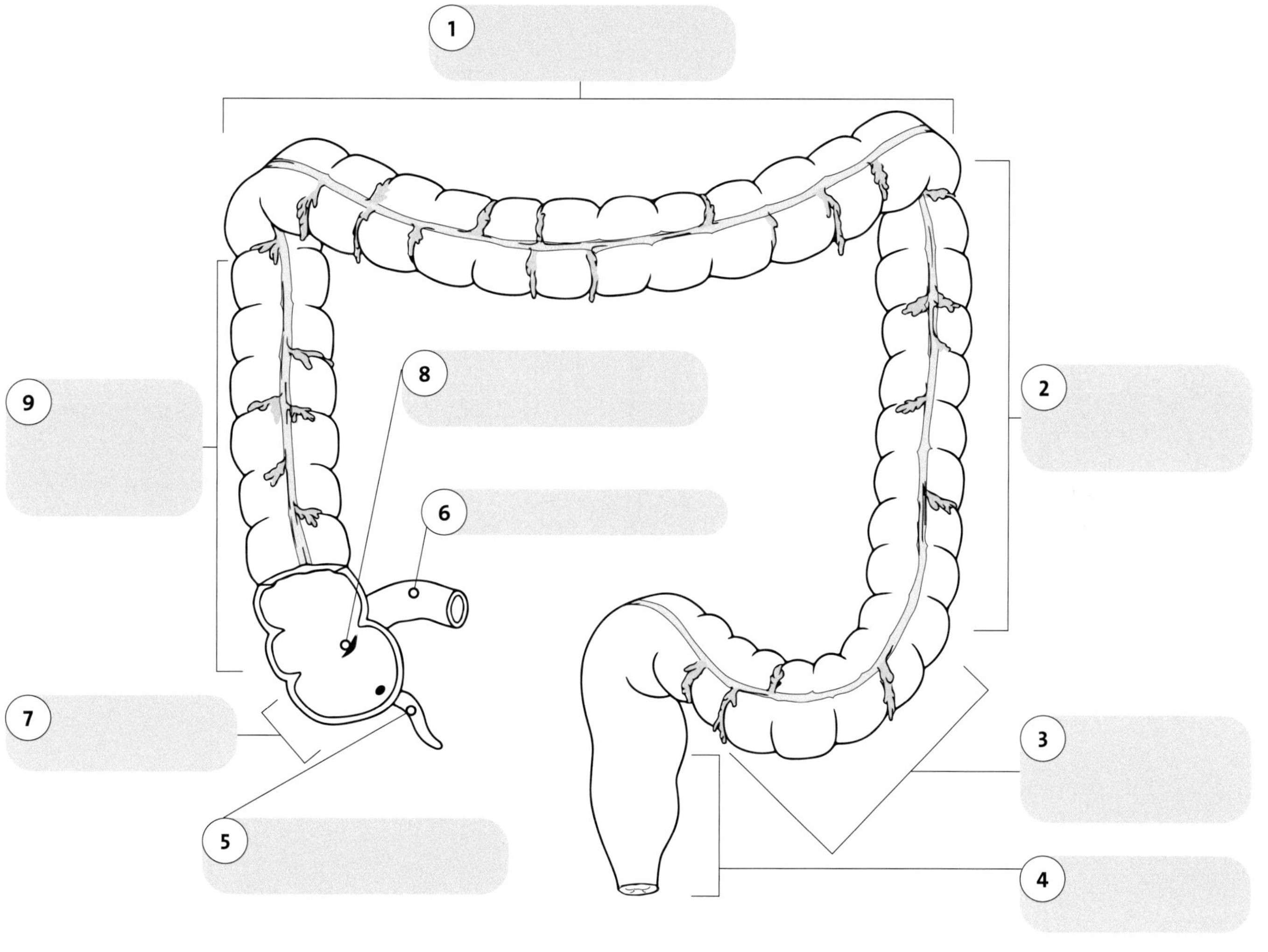

Funktionen kompakt
Im Dickdarm werden dem Stuhl Wasser und Mineralstoffe entzogen. Er wird dadurch eingedickt und erhält seine typische Konsistenz.
Im Dickdarm befindet sich das individuelle Darmmikrobiom. Diese Darmbakterien bauen die Nahrungsreste ab, insbesondere die Ballaststoffe. Sie bilden außerdem Vitamin K.

Interessant zu wissen
Der ausgeschiedene Stuhl besteht zu ca. 75 % aus Wasser. Wenn dem Stuhl alles Wasser im Labor entzogen wird, sind ca. 50 % des übrig bleibenden Stuhls Bakterien. Die Zusammensetzung des Darmmikrobioms ist individuell und hängt stark von den Ernährungsgewohnheiten ab.

Zeichenblatt 18: Dickdarm mit Taenien

a) Beschriften **Sie die Strukturen des Dickdarms.**
b) Malen **Sie die Bereiche des Dickdarms in den angegebenen Farben aus.**

Struktur	Farbe
Fettgewebe des großen Netzes	Gelb
Bindegewebe des großen Netzes	Beige
Haustren	Braun
Taenien	Rot

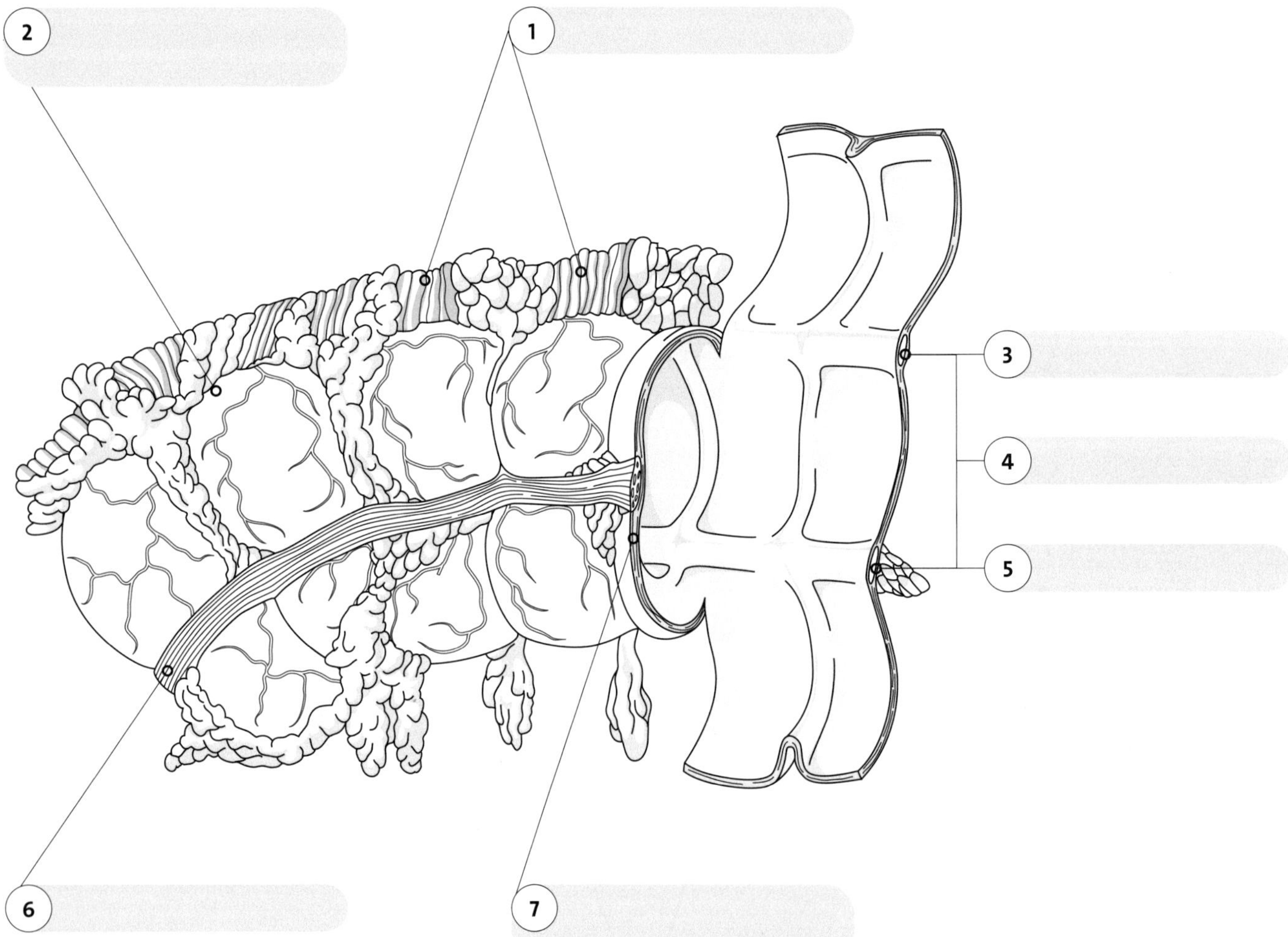

Funktionen kompakt
Die wichtigsten Funktionen sind: Resorption von Wasser und wasserlöslichen Stoffen und der Abbau der restlichen Nahrungsbestandteile. Dieser Abbau erfolgt in erster Linie über die Darmbakterien.

Interessant zu wissen
Die gesunde und funktionstüchtige Darmflora hat einen positiven Einfluss auf das Gesamtbefinden des Menschen. Ist das Darmmikrobiom geschädigt, kann es mit Probiotoika wieder aufgebaut werden. Der Nutzen von Probiotika ist wissenschaftlich noch nicht abschließend untersucht.

Zeichenblatt 19: Bauchspeicheldrüse

a) Beschriften **Sie die Strukturen der Bauchspeicheldrüse.**
b) Malen **Sie die Bereiche der Bauchspeicheldrüse und der Gallenblase in den angegebenen Farben aus.**

Struktur	Farbe
Gallenblase und Gallengänge	Grün
Duodenum	Hellbraun
Vater Papille	Schwarz
Pankreasgang	Orange
Pankreas	Gelb

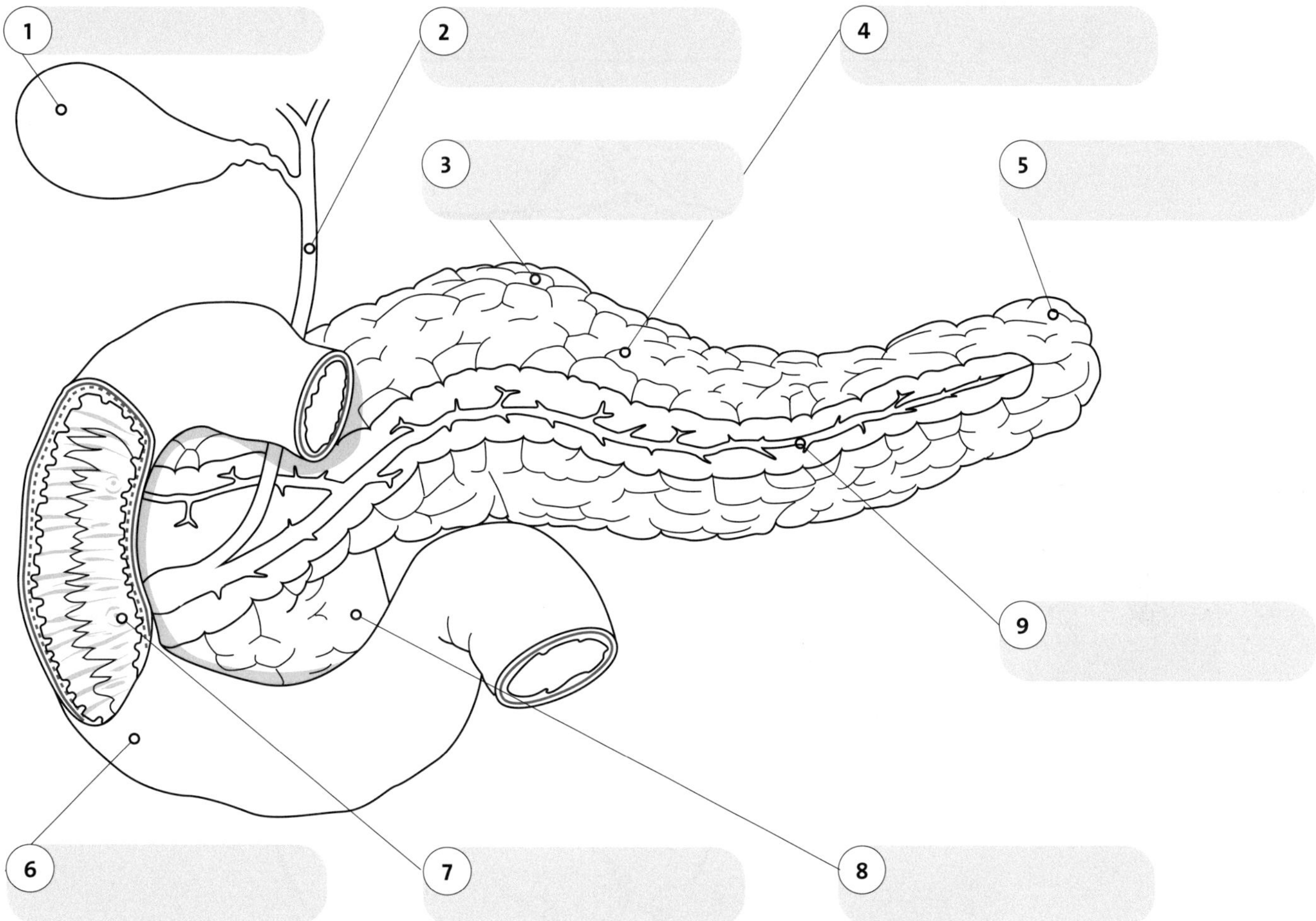

Funktionen kompakt
Die Bauchspeicheldrüse produziert Verdauungsenzyme zur Spaltung von Kohlenhydraten, Fetten und Eiweißen. Des Weiteren produziert sie die Hormone Insulin, Glucagon und Somatostatin, die an der Regulation des Kohlenhydratstoffwechsels beteiligt sind.
Die Gallenblase speichert das Gallesekret, dickt es ein und gibt es bei Bedarf an das Duodenum zur Emulgation der Fette ab.

Interessant zu wissen
Manche Menschen haben zusätzlich zum Pankreasgang noch einen beigeordneten Pankreasgang (Ductus pancreaticus accessorius), dieser mündet bei 70 % der Menschen auf der Papilla duodeni minor in das Duodenum. Bei 30 % der Menschen, die einen zusätzlichen Pankreasgang haben, verschmelzen die Pankreasgänge miteinander und münden gemeinsam auf der Papilla duodeni major.

Zeichenblatt 20: Leber und Gallenblase

a) Beschriften **Sie die Strukturen der Leber und der Gallenblase.**
b) Malen **Sie die Bereiche der Leber und der Gallenblase in den angegebenen Farben aus.**

Struktur	Farbe
Leber	Braun
Vene	Blau
Arterie	Rot
Pfortader	Violett
Gallengänge	Grün
Gallenblase	Dunkelgrün

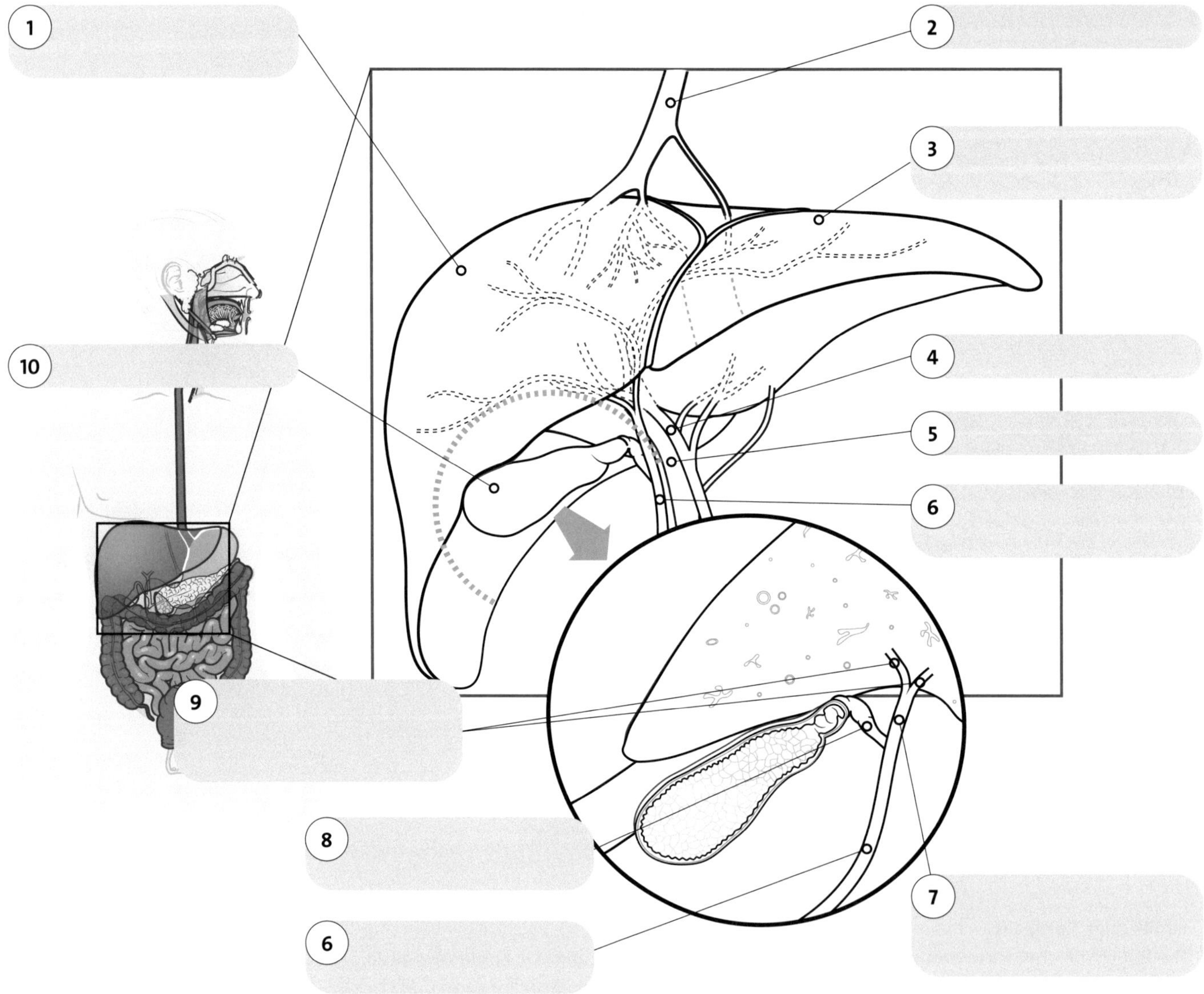

Funktionen kompakt
Die in der Leber gebildete Lebergalle wird über die Gallengänge zur Gallenblase transportiert. Dort wird sie gespeichert und eingedickt, sie wird zur sogenannten Blasengalle.
Bei Bedarf – z. B. einer fetthaltigen Mahlzeit – wird die Blasengalle an das Duodenum abgegeben und unterstützt die Fettverdauung.

Interessant zu wissen
Nach der Entfernung der Gallenblase wird die Lebergalle kontinuierlich an das Duodenum abgegeben. Die Betroffenen müssen ihre Ernährung entsprechend anpassen.

Zeichenblatt 21: Leber

a) Beschriften **Sie die Strukturen der Leber.**
b) Malen **Sie die Bereiche der Leber in den angegebenen Farben aus.**

Struktur	Farbe
Leberlappen	Braun
Gallenblase und Gallengänge	Grün
Pfortader	Violett
untere Hohlvene	Blau
Leberarterie	Rot

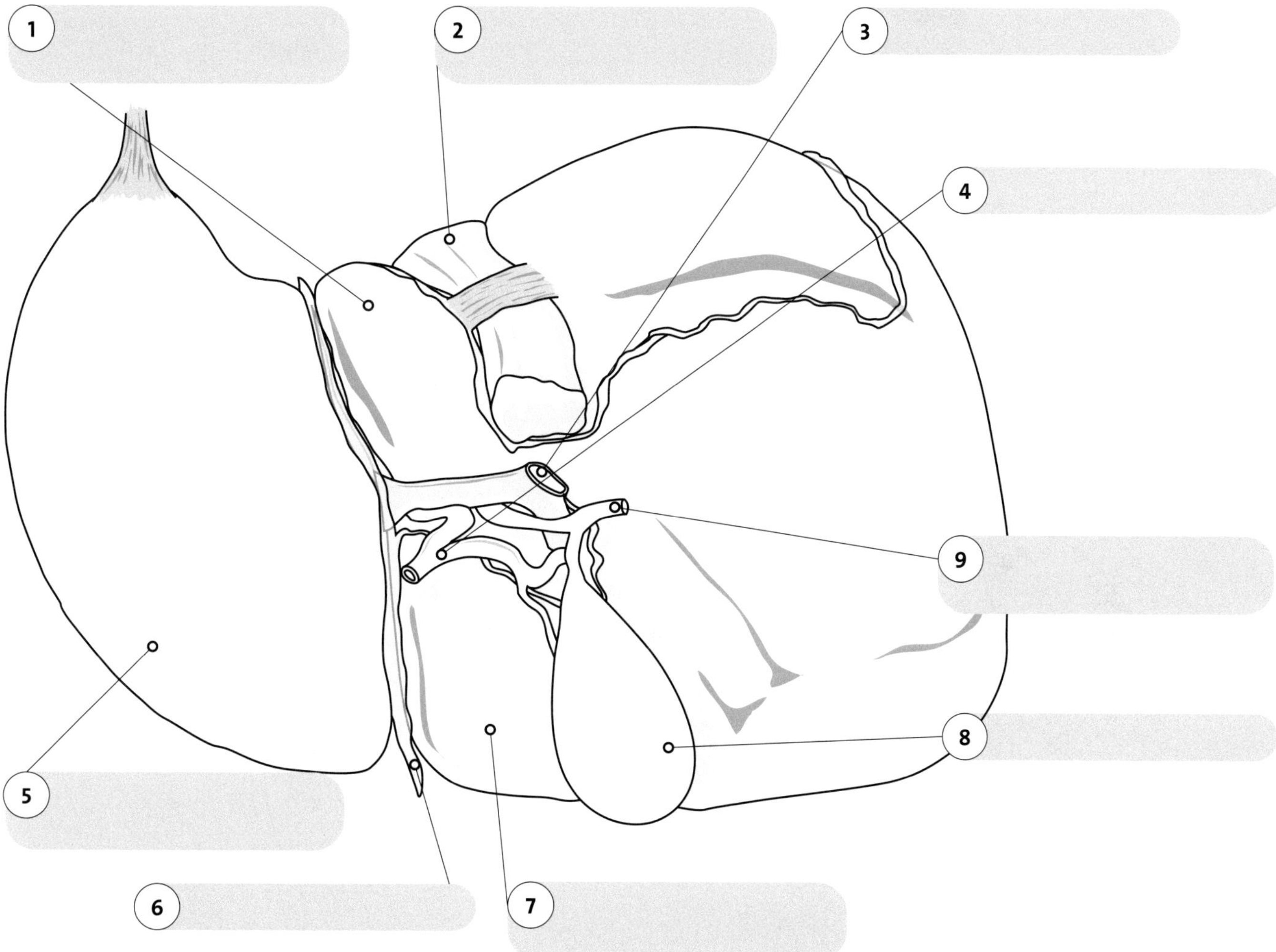

Funktionen kompakt
Die Leber ist das wichtigste Stoffwechselorgan des Menschen. Sie dient dem Kohlenhydrat-, Eiweiß- und Fettstoffwechsel. Die Leber produziert die Gallenflüssigkeit und dient der Entgiftung des Körpers.

Interessant zu wissen
Im Fall einer Lebertransplantation wird pro Empfänger häufig nur ein Leberlappen transplantiert. Den kleineren Leberlappen erhält z. B. ein Kind, den größeren ein Erwachsener. Innerhalb weniger Monate regeneriert sich die Leber dann wieder zu einer vollständigen Leber. So können zwei Organempfänger mit Hilfe einer Leber transplantiert werden (Splitleber-Transplantation), bzw. es ist auch eine Lebendspende möglich: Ein Teil wird transplantiert, der andere verbleibt beim Spender.

Zeichenblatt 22: Bauchraum

a) Beschriften **Sie die Strukturen des Bauchraums.**

b) Malen **Sie die Bereiche des Bauchraums in den angegebenen Farben aus.**

Struktur	Farbe
Peritoneum	Gelb
Leber	Braun
Darm	Hellbraun
Harnblase	Hellblau
Uterus	Orange
Nieren	Rotbraun
Magen	Rosa
Pankreas	Dunkelgelb

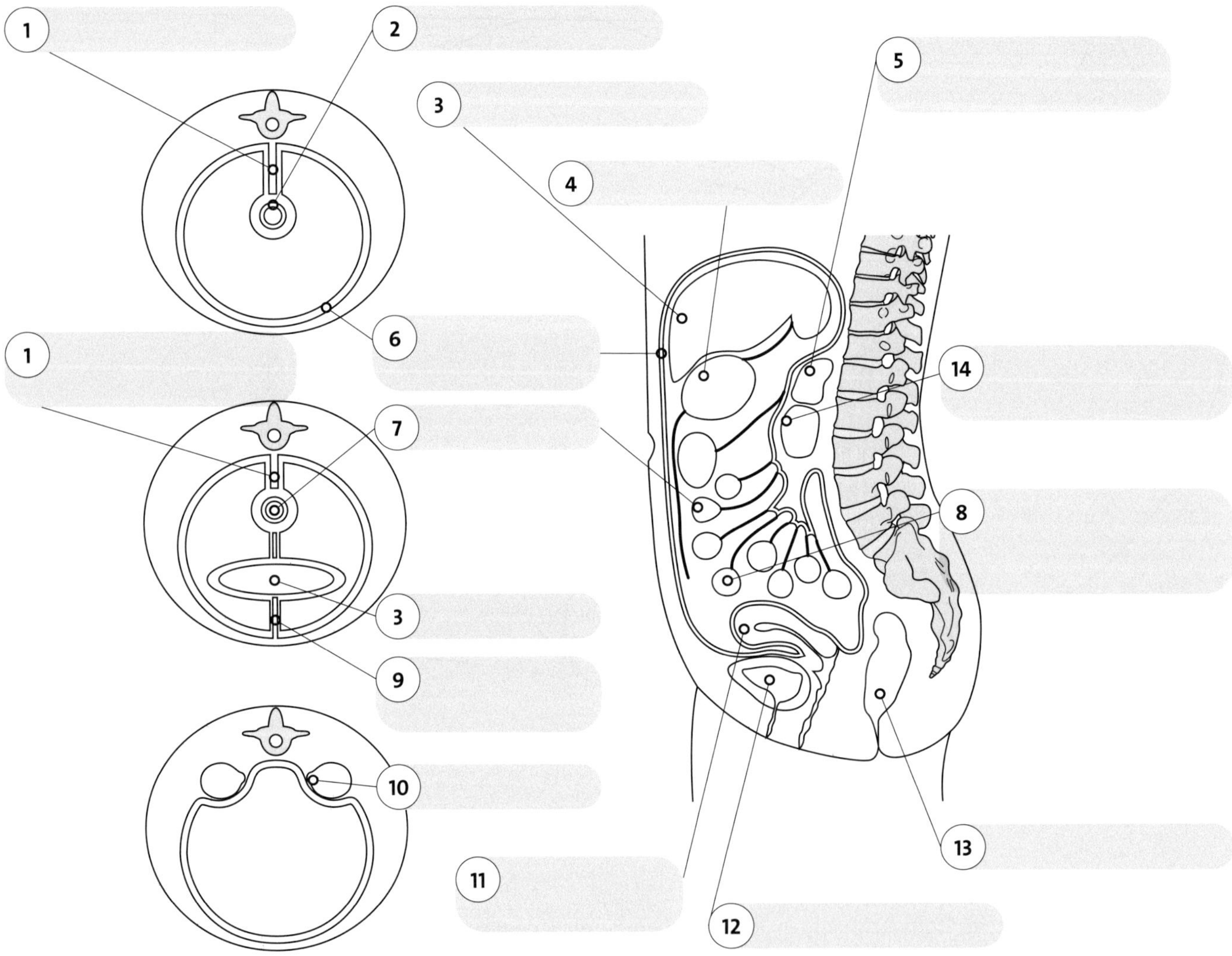

Funktionen kompakt

Das Bauchfell umhüllt die inneren Organe und ermöglicht durch seine spiegelglatte Oberfläche am inneren und äußeren Blatt das fast reibungsfreie Gleiten der Organe aneinander. Dadurch ist eine große Beweglichkeit der Verdauungsorgane möglich.

Interessant zu wissen

Infektionen im Bauchraum können sich entlang des Bauchfelles ausbreiten, es entsteht das gefährliche Krankheitsbild der Peritonitis.

Zeichenblatt 23: Niere

a) Beschriften **Sie die Strukturen der Niere.**
b) Malen **Sie die Bereiche der Niere in den angegebenen Farben aus.**

Struktur	Farbe
Nierenarterie	Rot
Nierenvene	Blau
Niere von außen	Rotbraun
Nierenrinde	Rotbraun
Nierenbecken	Gelb
Harnleiter	Gelb

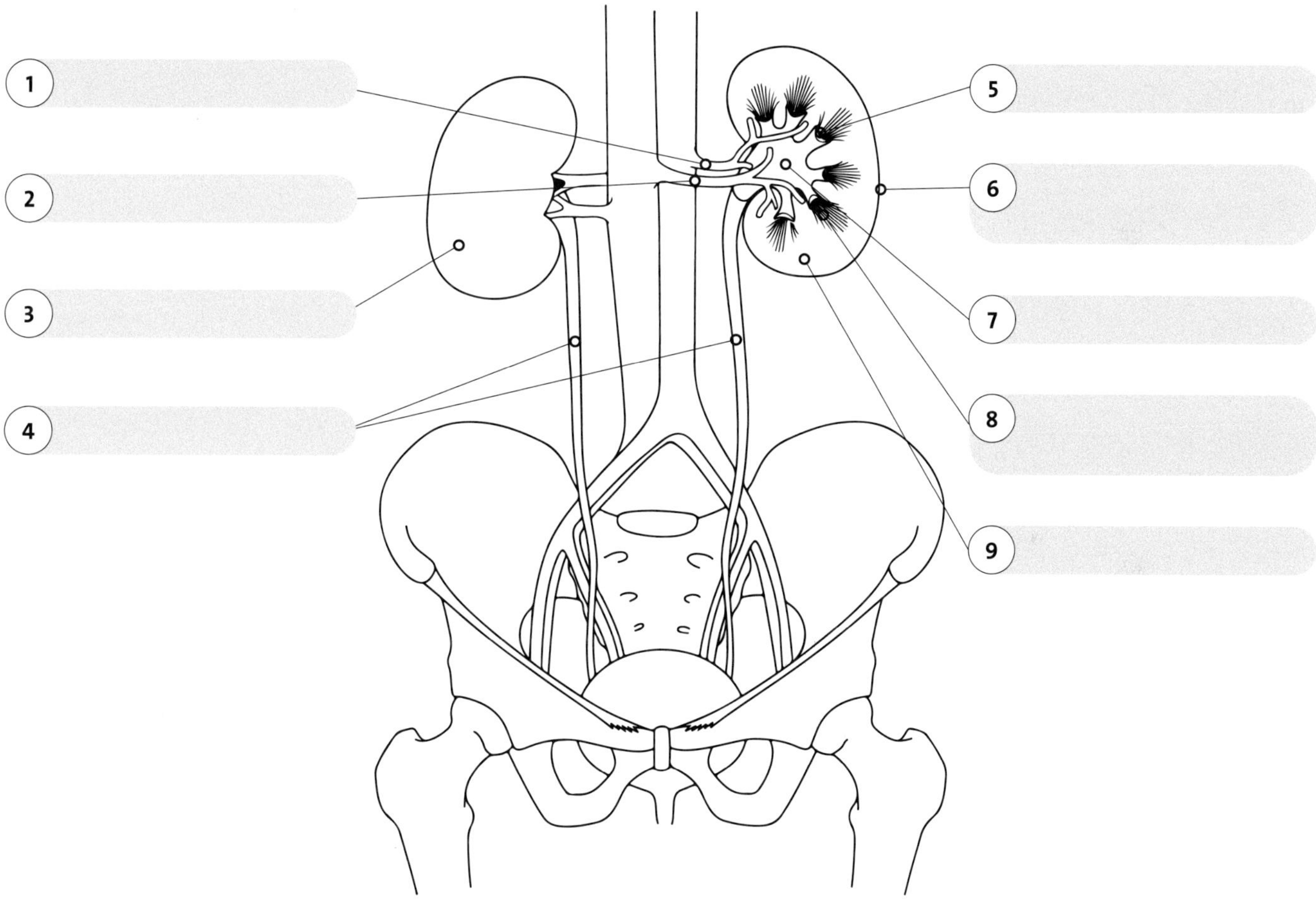

Funktionen kompakt
Die Nieren produzieren den Harn. Mit dem Harn werden Stoffwechselprodukte ausgeschieden. Die Nieren regulieren den Wasser- und Mineralhaushalt. Das Nierenbecken und die Harnleiter transportieren den Harn zur Harnblase. Das im Nierengewebe produzierte Hormon Renin ist an der Blutdruckregulation beteiligt.

Interessant zu wissen
Nierenfehlbildungen sind verhältnismäßig häufig, sie betreffen ca. 3–4 % aller Neugeborenen. Sie entstehen in der Embryonalzeit. Die meisten Fehlbildungen können kompensiert werden und sind oft Zufallsbefunde. Die Fehlbildungen können sein: Doppelniere, unvollständige Entwicklung, fehlende Niere, fehlerhafte Lage und Hufeisenniere.

Zeichenblatt 24: Nephron

a) Beschriften **Sie die Strukturen eines Nephrons.**

b) Malen **Sie die Bereiche des Nephrons in den angegebenen Farben aus.**

Struktur	Farbe
Arterien	Rot
Äußeres Blatt der Bowman-Kapsel	Orange
Inneres Blatt der Bowman-Kapsel	Orange
Tubulussystem	Hellgelb
Sammelrohr	Dunkelgelb

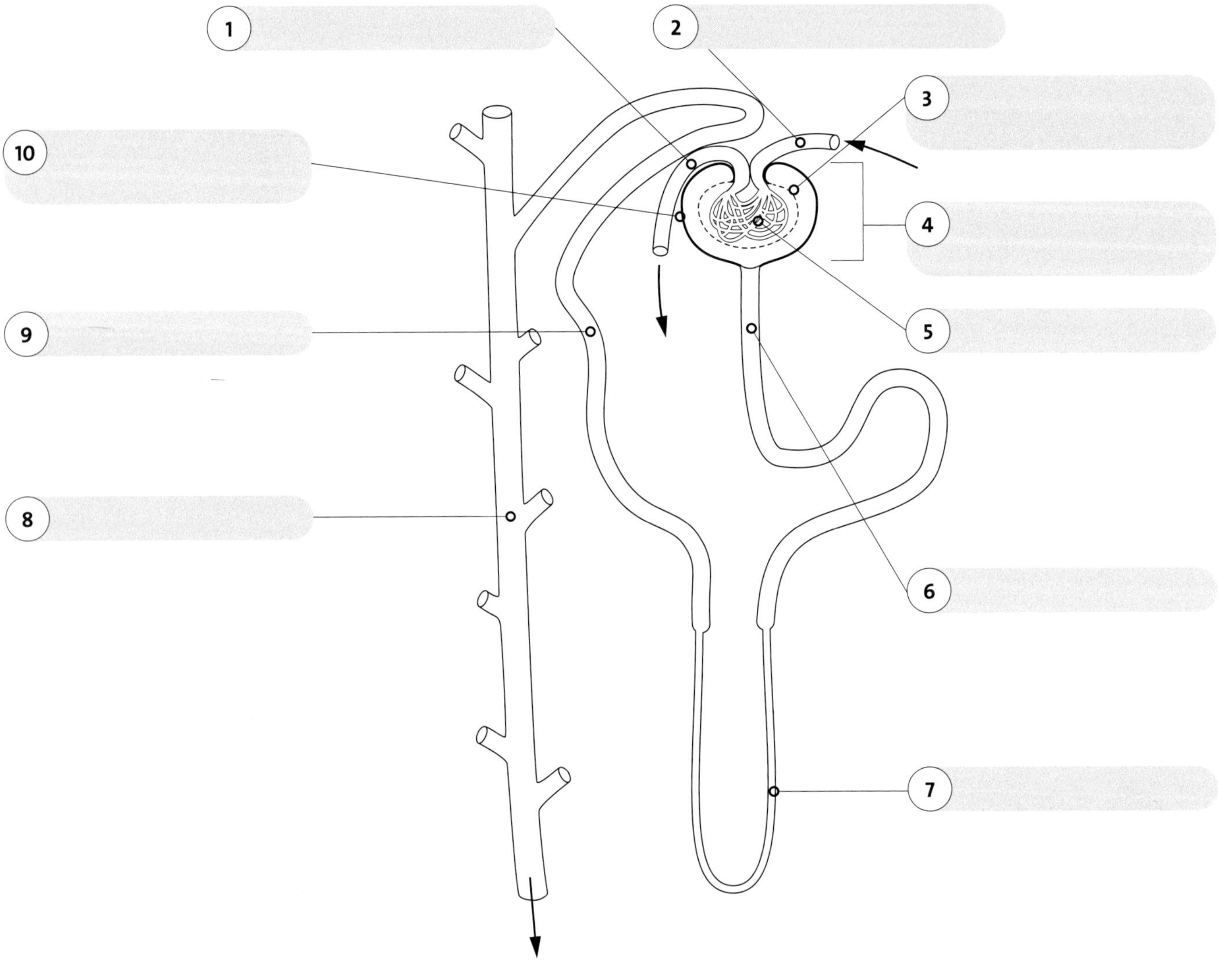

Funktionen kompakt

Im Nephron wird der Urin produziert: Das arterielle Blut wird gefiltert und die harnpflichtigen Substanzen werden zusammen mit Wasser ausgeschieden.
Durch die Rückresorption von Wasser und gelösten Stoffen und die Sekretion von Harnstoff und Ionen im Tubulussystem entsteht aus dem Primärharn der Sekundärharn.

Interessant zu wissen

Der Vorgang der Rückresorption wird maßgeblich durch das Hormon ADH gesteuert. Alkohol hemmt die Ausschüttung des ADH, aus diesem Grund muss man z. B. nach dem Genuss von Bier häufiger Urin lassen und den Flüssigkeitshaushalt durch alkoholfreie Getränke ausgleichen.

C Aktivität, Mobilität und Ruhe

Zeichenblatt 25: Skelett

a) Beschriften **Sie die Strukturen des menschlichen Skeletts.**

b) Malen **Sie die Bereiche des menschlichen Skeletts in den angegebenen Farben aus.**

Struktur	Farbe
Röhrenknochen	Grün
Platte Knochen	Gelb
Kurze Knochen	Orange
Unregelmäßige Knochen	Violett
Knorpel	Hellblau

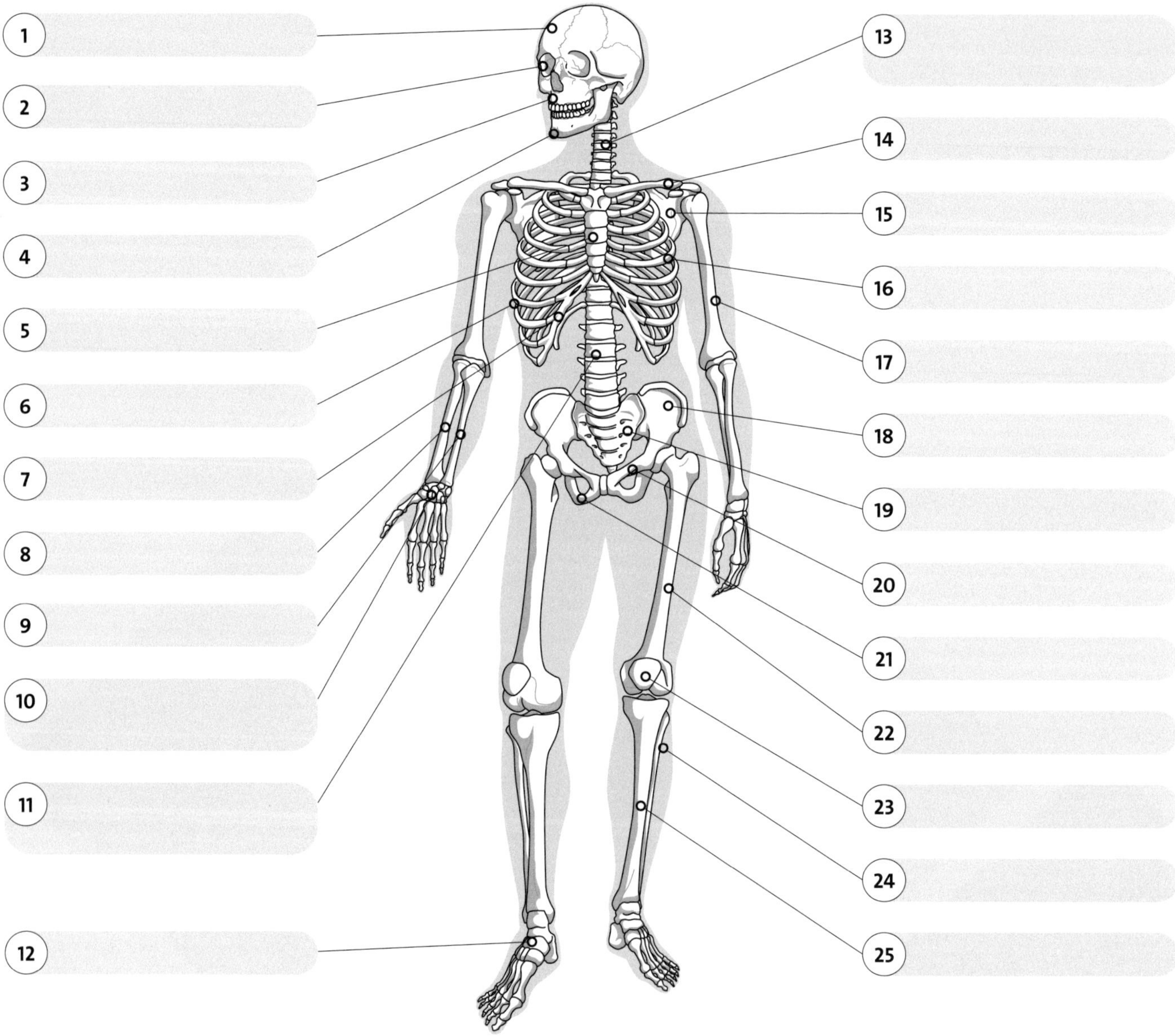

Funktionen kompakt

Das Skelett gehört zum passiven Bewegungssystem und gibt dem Körper den notwendigen Halt und die Stabilität.

Interessant zu wissen

Die Zusammensetzung der Knochen wird durch die Ernährung und Bewegung beeinflusst, regelmäßige sportliche Aktivität und eine lakto-vegetabile Ernährung sorgen für ein gesundes Skelett.

Zeichenblatt 26: Röhrenknochen

a) Beschriften **Sie die Strukturen eines Röhrenknochens.**
b) Malen **Sie die Bereiche des Röhrenknochens in den angegebenen Farben aus.**

Struktur	Farbe
Spongiosa	Hellgelb
Periost	Beige
Blutgefäß	Rot
Markhöhle	Rosa
Gelenkknorpel	Hellblau

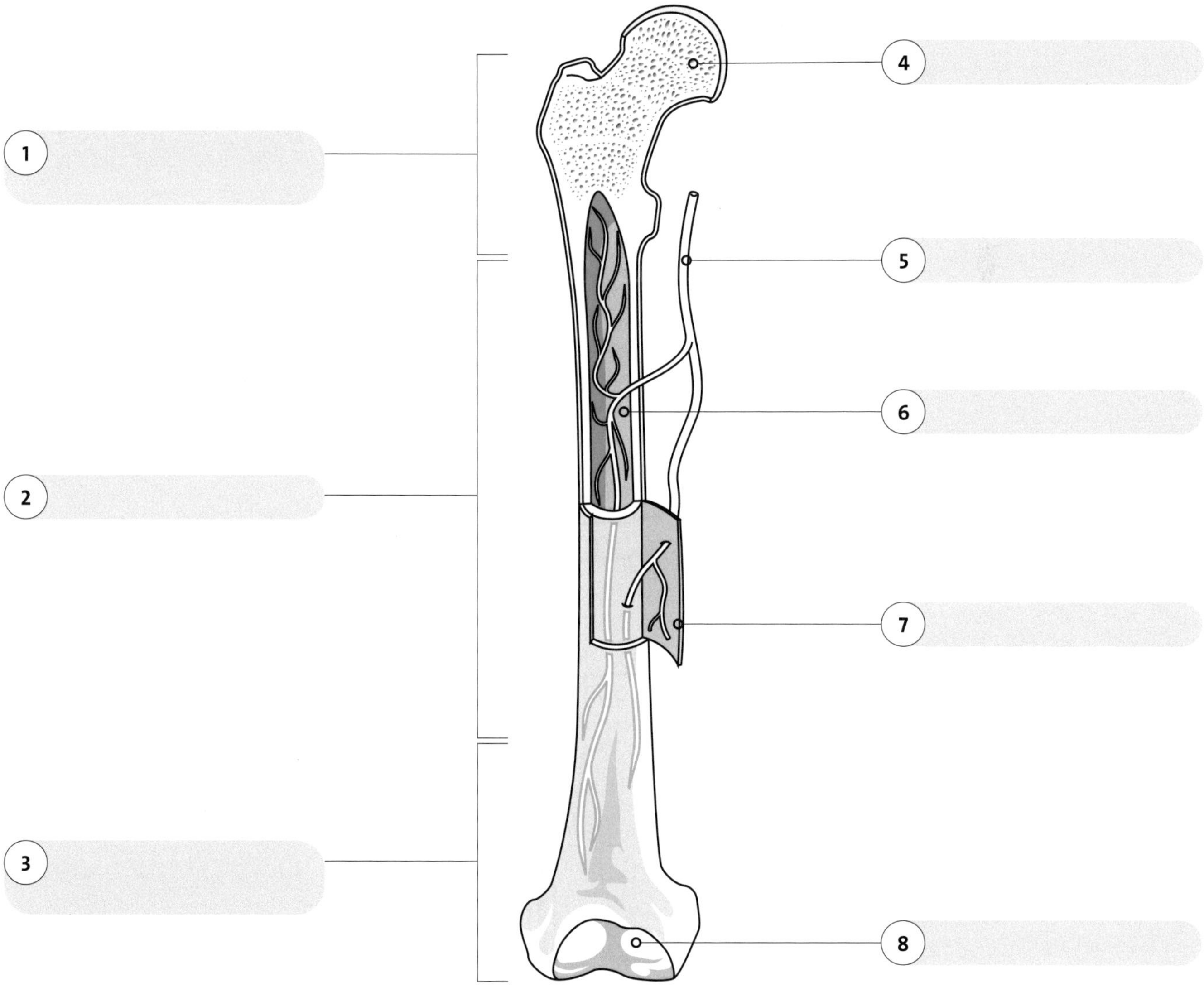

Funktionen kompakt
Die Röhrenknochen gehören zum passiven Bewegungssystem und geben dem Körper Halt und Struktur. In der Markhöhle der Röhrenknochen, im sogenannten roten Knochenmark, findet die Bildung der Blutzellen statt.

Interessant zu wissen
Das rote Knochenmark befindet sich neben den platten Knochen beim Kleinkind in der gesamten Markhöhle und beim Erwachsenen nur noch in der Markhöhle der distalen Enden der Röhrenknochen.

Zeichenblatt 27: Diarthrose

a) Beschriften **Sie die Strukturen einer Diarthrose.**

b) Malen **Sie die Bereiche der Diarthrose in den angegebenen Farben aus.**

Struktur	Farbe
Kompakta	Dunkelgelb
Spongiosa	Hellgelb
Nerv	Gelb
Blutgefäß	Rot
Gelenkknorpel	Hellblau
Sehne	Hellgrau
Gelenkkapsel	Orange
Periost	Beige

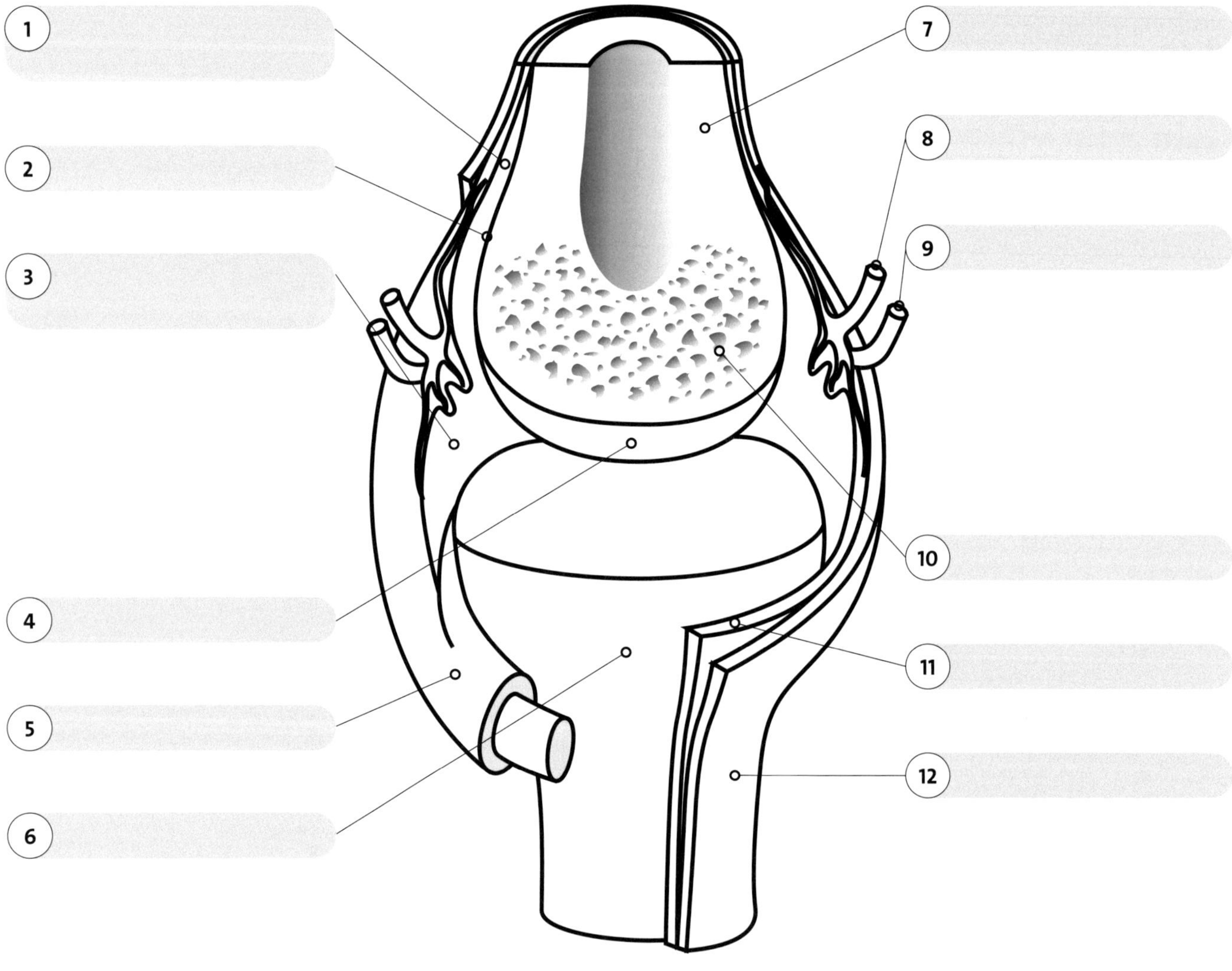

Funktionen kompakt

Diarthrosen werden auch als echte Gelenke bezeichnet, sie sind gut bewegliche Verbindungen zwischen zwei oder mehr Knochen.

Interessant zu wissen

Die Beweglichkeit in den einzelnen Gelenken ist individuell unterschiedlich. Einflussfaktoren sind z. B. Hormone (Östrogen) und auch das Training der Beweglichkeit.

Zeichenblatt 28: Skelettmuskel

a) Beschriften **Sie die Strukturen der Skelettmuskulatur.**
b) Malen **Sie die Bereiche der Skelettmuskulatur in den angegebenen Farben aus.**

Struktur	Farbe
Muskel	Rot
Muskelfaserbündel	Rosa
Zellkern	Blau
Myofibrille	Orange
Knochen	Beige

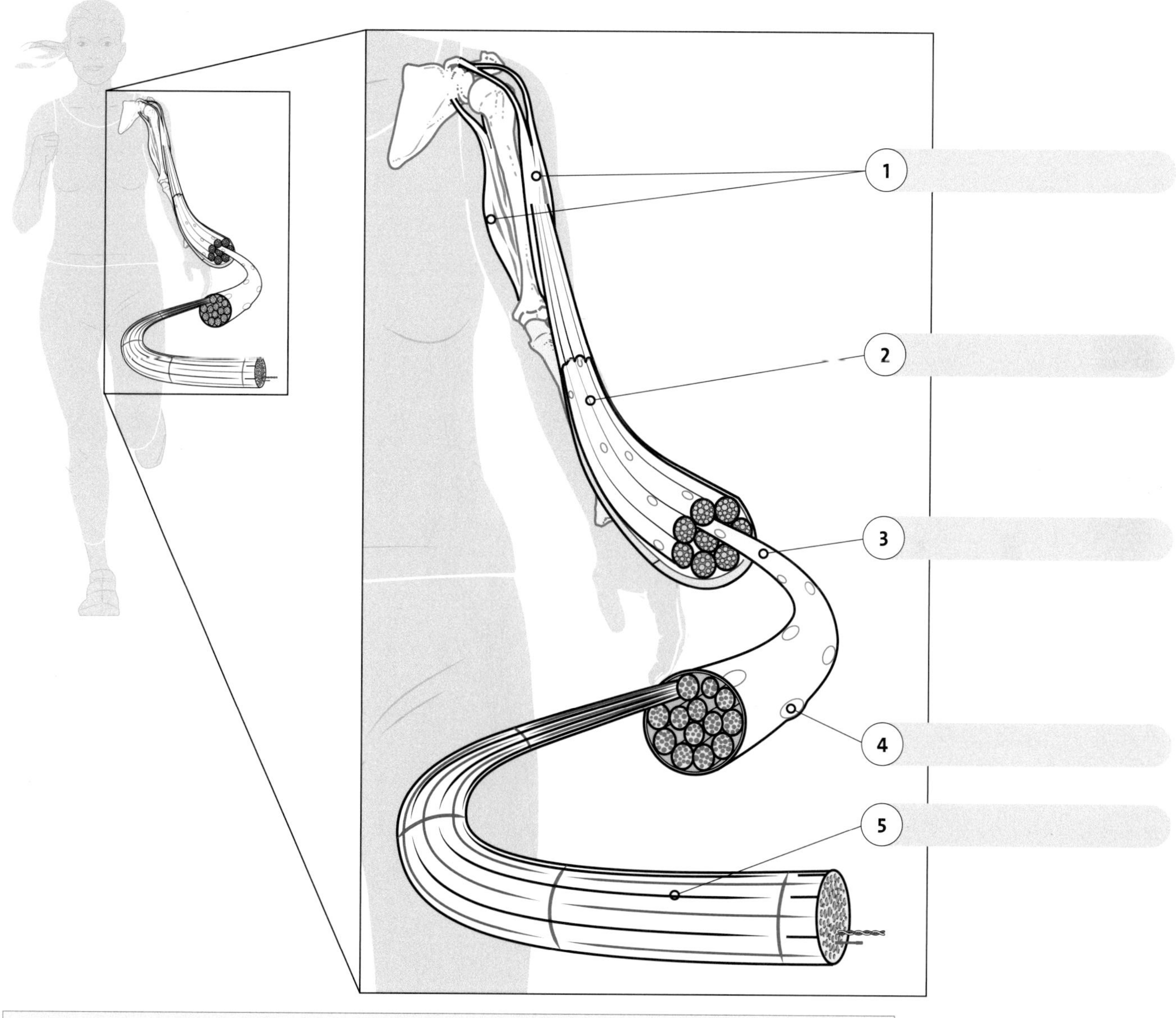

Funktionen kompakt
Die Skelettmuskeln bilden das aktive Bewegungssystem.
Durch das Zusammenspiel der Filamente Aktin und Myosin und deren besondere Anordnung ist die effektive Bewegung der Skelettmuskulatur möglich.

Interessant zu wissen
Der sogenannte Muskelkater entsteht durch Überlastung der Skelettmuskeln. Dabei entstehen kleinste Risse in den Muskelfasern und es kommt zu einer Entzündungsreaktion bzw. Schwellung, diese führt zum Schmerz. Die genauen Vorgänge in der Muskelfaser sind noch nicht abschließend erforscht.

Zeichenblatt 29: Muskeln des Menschen (1)

a) Beschriften **Sie die Strukturen der Muskeln.**
b) Malen **Sie die Bereiche der Muskeln in den angegebenen Farben aus.**

Struktur	Farbe
Beuger der oberen Extremität	Violett
Kopfwender	Grün
Adduktoren am Bein	Gelb
Mimische Muskulatur	Beige
Kaumuskulatur	Orange
Strecker der unteren Extremität	Rot
Fußheber	Blau

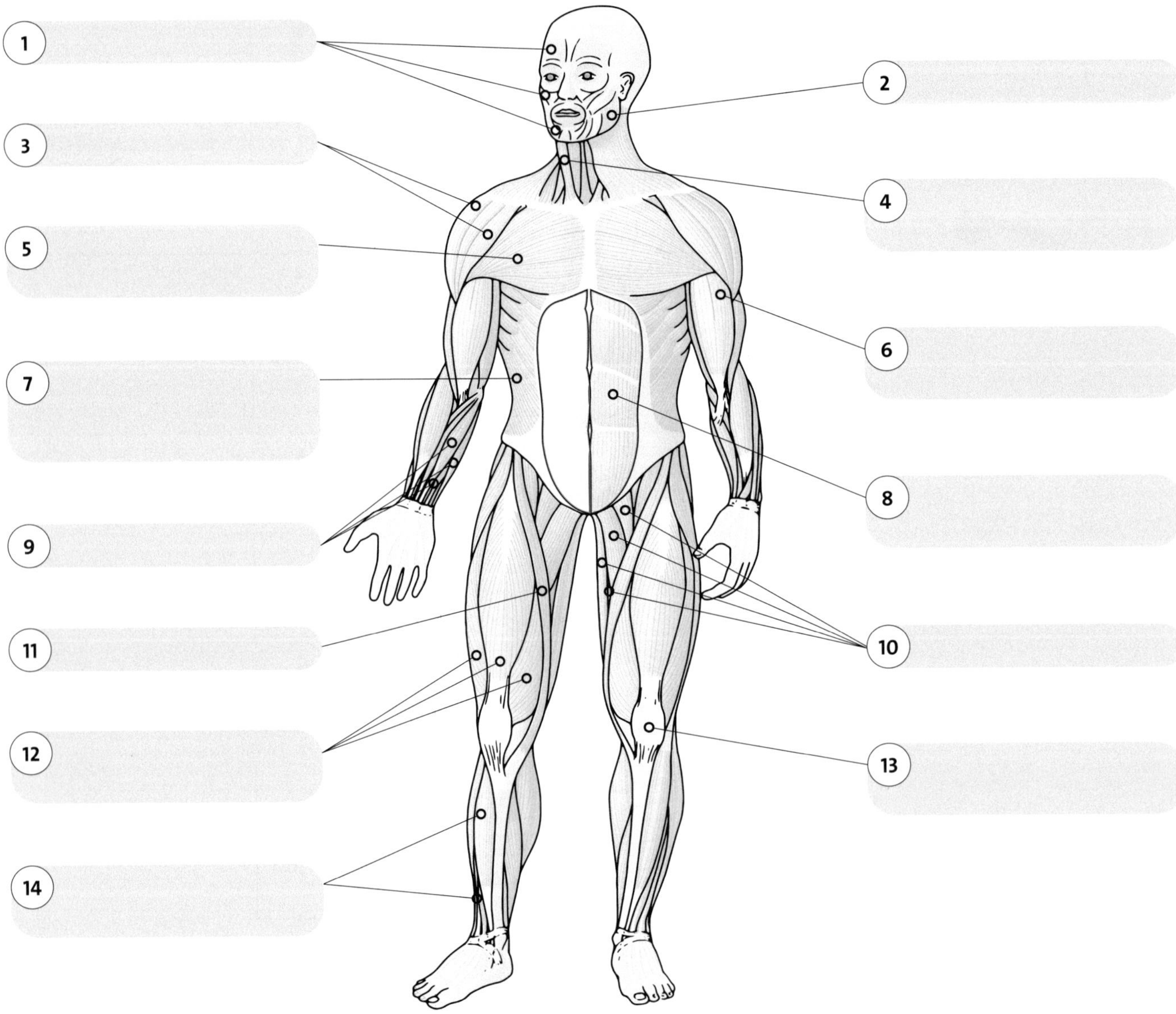

Funktionen kompakt
Muskelgruppen werden als Synergisten bezeichnet, wenn sie gemeinsam eine Bewegung ausführen, und als Antagonisten, wenn sie entgegengesetzte Bewegungen ermöglichen.

Interessant zu wissen
Der Schneidermuskel ist ein sehr langer Muskel des Menschen. Er ist beim Erwachsenen ca. 50 cm lang und wirkt beim Schneidersitz gemeinsam mit anderen Muskeln zusammen.

Zeichenblatt 30: Muskeln des Menschen (2)

a) Beschriften **Sie die Strukturen der Muskeln.**

b) Malen **Sie die Bereiche der Muskeln in den angegebenen Farben aus.**

Struktur	Farbe
Strecker der oberen Extremität	Rot
Beuger der unteren Extremität	Violett
M. gluteus medius	Blau

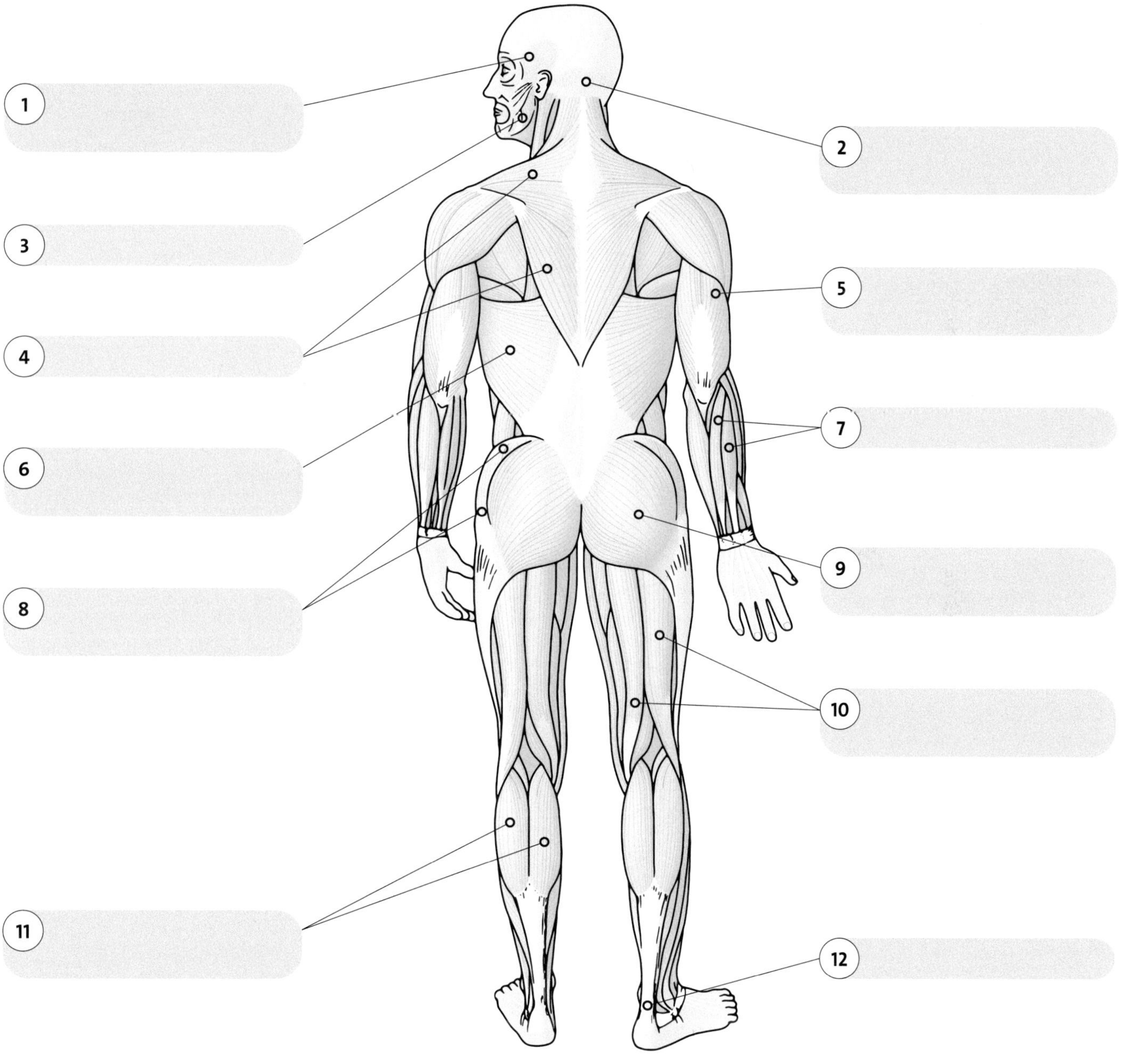

Funktionen kompakt

Siehe Zeichenblatt „Muskeln des Menschen (1)".

Interessant zu wissen

Ein Riss der Achillessehne kann z. B. beim Sport passieren; dieser Vorgang ist so laut, dass er mit einem Peitschenknall verglichen wird.

Zeichenblatt 31: Schädel

a) Beschriften **Sie die Strukturen des Schädels.**

b) Malen **Sie die Bereiche des Schädels in den angegebenen Farben aus.**

Struktur	Farbe
Stirnbein	Blau
Scheitelbein	Rosa
Schläfenbein	Violett
Keilbein	Grün
Nasenbein	Dunkelgelb
Pflugscharbein	Grau
Unterkiefer	Rot
Oberkiefer	Türkis
Jochbein	Braun
Siebbein	Orange
Tränenbein	Gelb

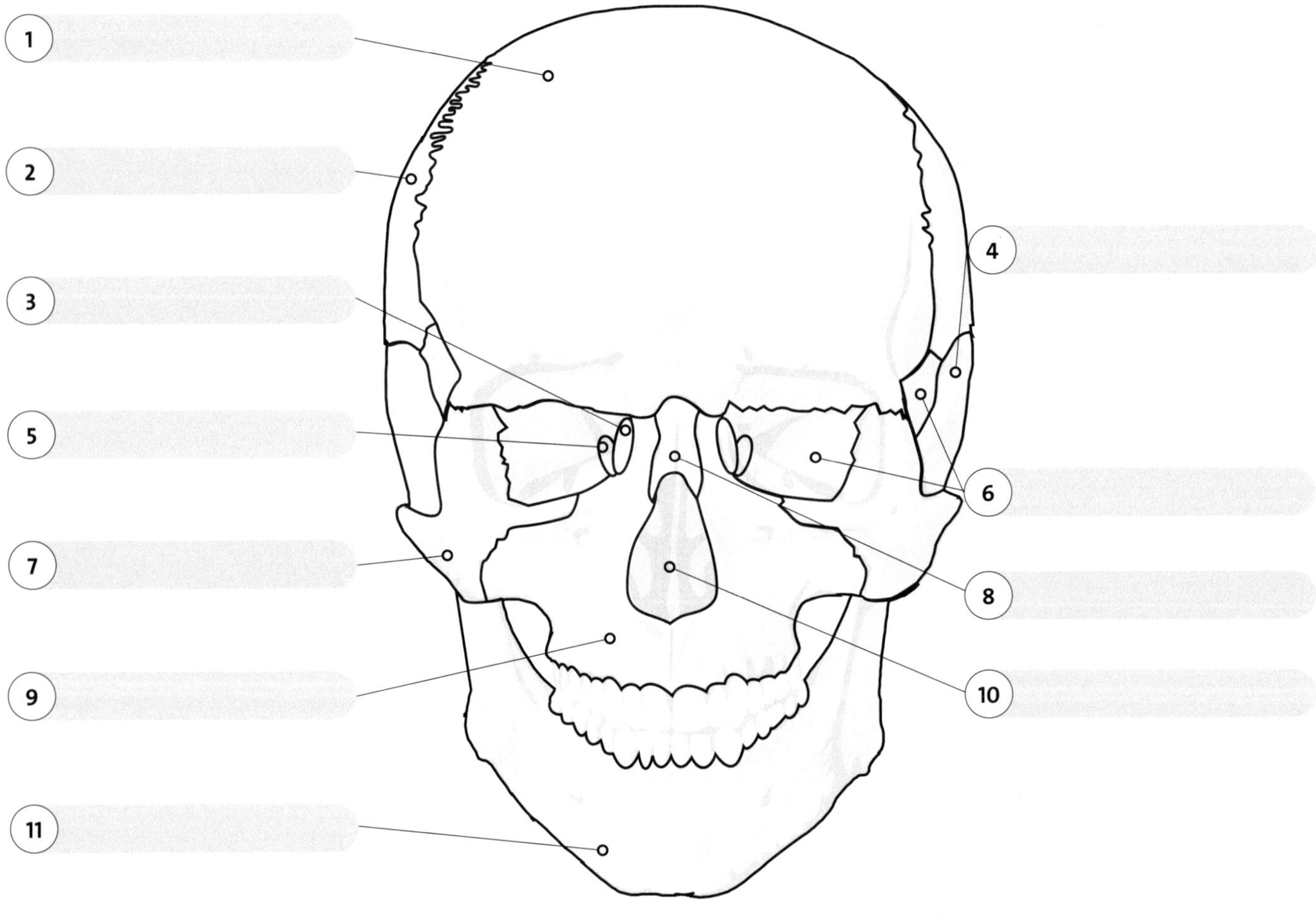

Funktionen kompakt

Die Schädelknochen werden in Gesichts- und Hirnschädel unterteilt. Der Hirnschädel schützt das Gehirn und der Gesichtsschädel bildet die Grundlage des Gesichts und beherbergt die Augen, die Nase und die Mundhöhle.

Interessant zu wissen

Mehrere Schädelknochen sind sogenannte pneumatische Knochen, sie sind mit Luft gefüllt. Dadurch verringert sich das Gewicht des knöchernen Schädels.

Zeichenblatt 32: Gesichts- und Halsmuskeln

a) Beschriften **Sie die Strukturen der Muskeln des Gesichts und des Halses.**
b) Malen **Sie die Bereiche der Muskeln des Gesichts und des Halses in den angegebenen Farben aus.**

Struktur	Farbe
Mimische Muskulatur	Grün
Kaumuskulatur	Rot
Muskulatur zur Bewegung des Kopfes	Blau

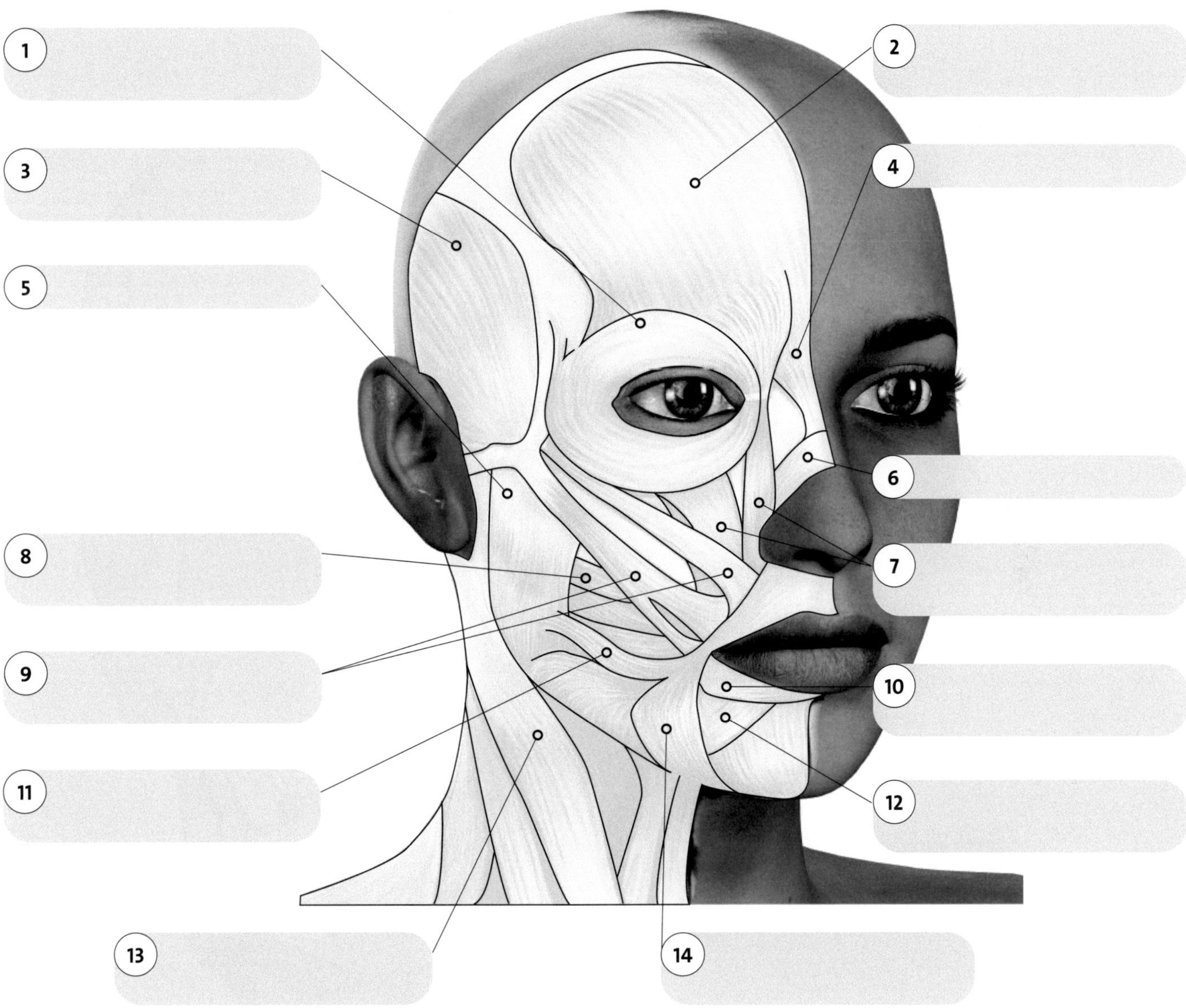

Funktionen kompakt
Die Muskeln des Kopfes gehören zur Skelettmuskulatur und sind bewusst steuerbar.

Interessant zu wissen
Zum Lächeln sind weniger mimische Muskeln erforderlich als für einen bösen Gesichtsausdruck.

Zeichenblatt 33: Nasennebenhöhlen: Lage im Schädel

a) Beschriften **Sie die Strukturen der Nasennebenhöhlen.**
b) Malen **Sie die Bereiche der Nasennebenhöhlen in den angegebenen Farben aus.**

Struktur	Farbe
Stirnhöhle	Grün
Siebbeinzellen	Blau
Kieferhöhle	Rot
Nasenhöhle	Hellgrün
Mundhöhle	Violett

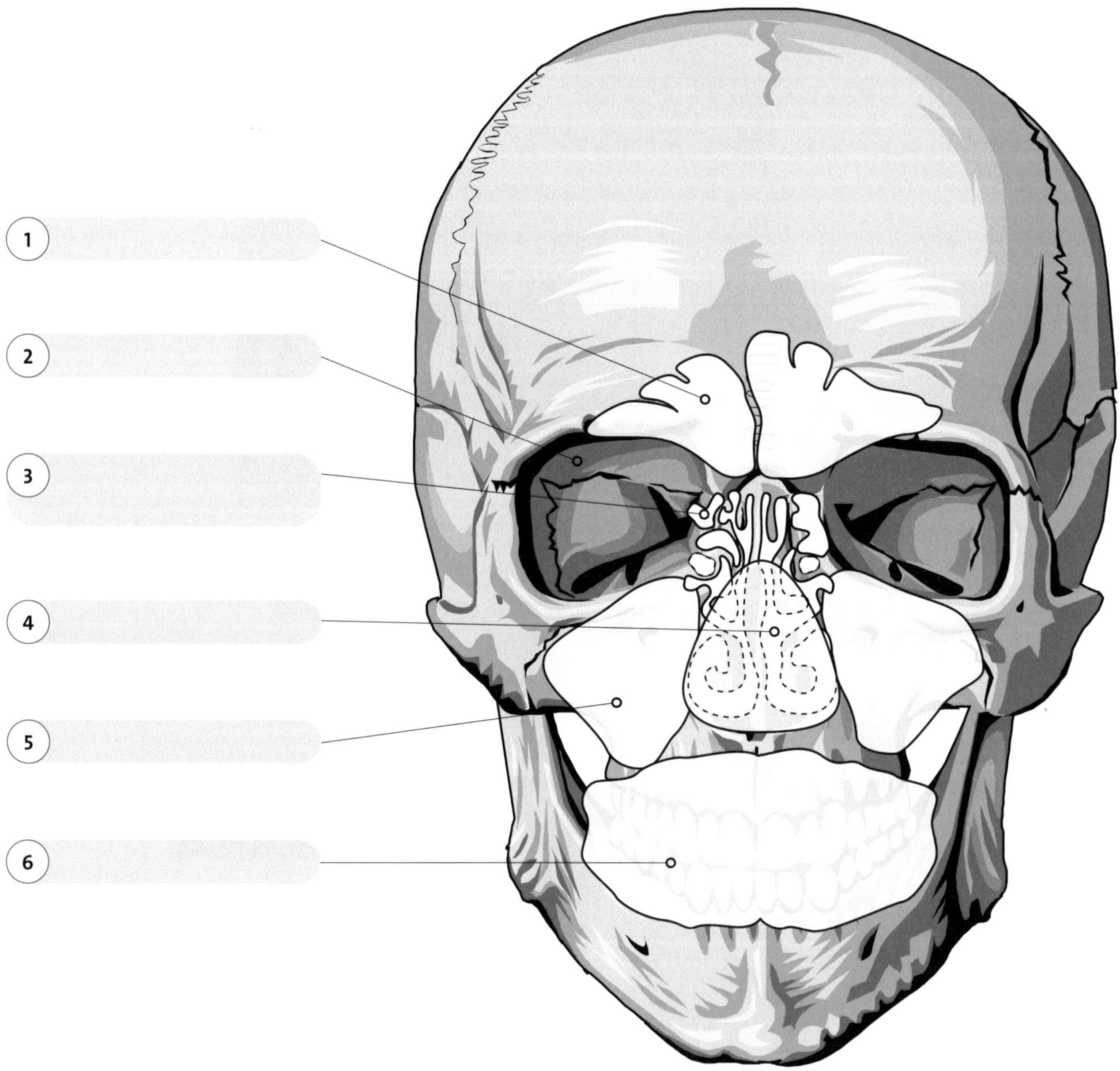

Funktionen kompakt
Nasennebenhöhlen sind Hohlräume im Schädel, die als Resonanzraum dienen und das Gesamtgewicht des Schädels verringern. Sie wärmen und feuchten die Atemluft an.

Zeichenblatt 34: Wirbelsäule

a) Beschriften **Sie die Strukturen der Wirbelsäule.**
b) Malen **Sie die Bereiche der Wirbelsäule in den angegebenen Farben aus.**

Struktur	Farbe
Wirbel	Beige
Faserring der Bandscheibe	Blau
Gallertkern der Bandscheibe	Grau

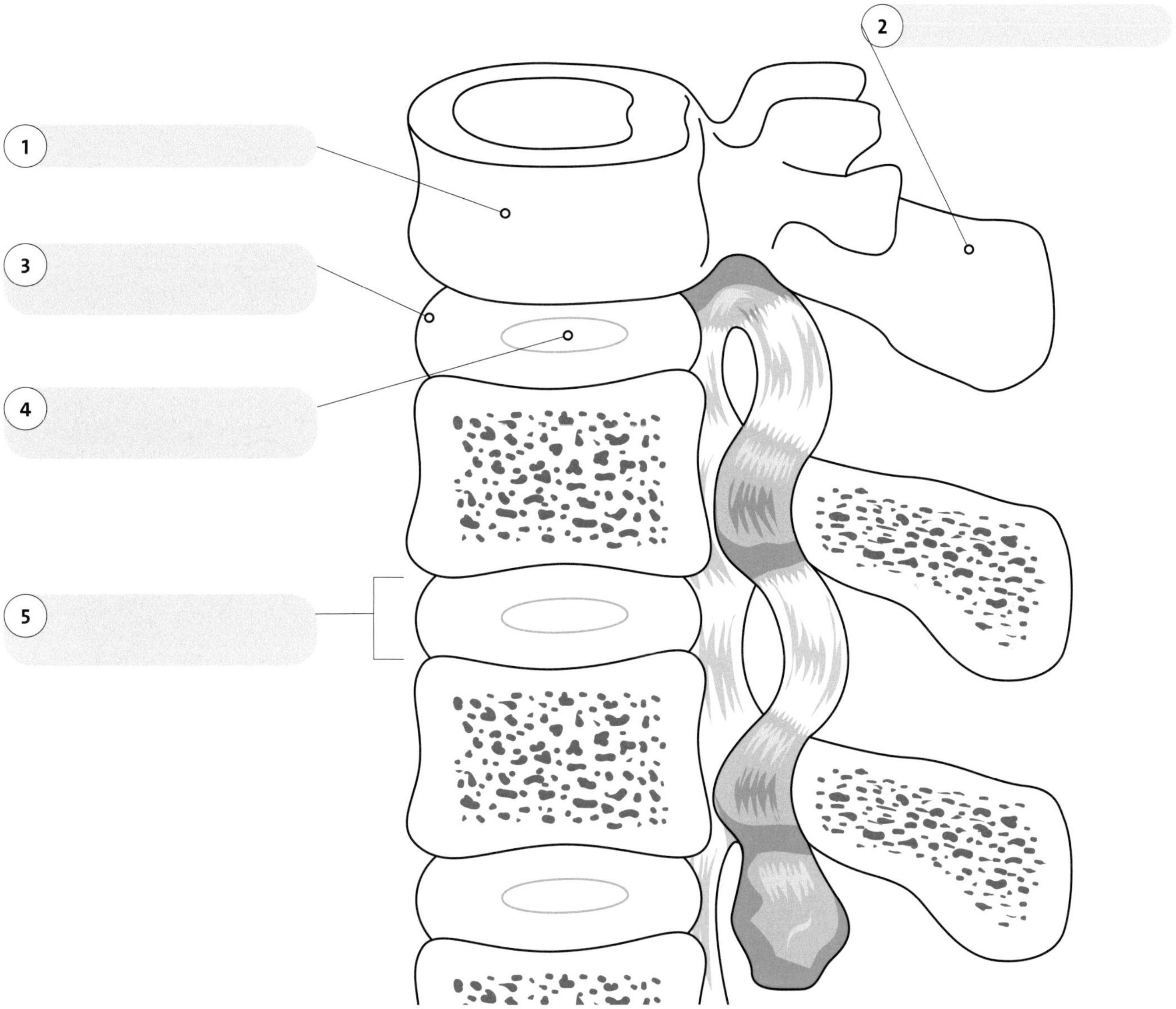

Funktionen kompakt
Die Wirbelsäule ist die vertikale Achse des Skeletts, sie verbindet den Schultergürtel und den Beckengürtel miteinander. Die Bandscheiben liegen zwischen den Wirbelkörpern. Die Doppel-S-Form und die Bandscheiben federn Stöße ab.

Interessant zu wissen
Ein Merkmal der Wirbeltiere ist das Vorhandensein einer Wirbelsäule. Für Säugetiere gilt, dass sie meist sieben Halswirbel haben. Das gilt für die Maus genauso wie für den Menschen und die Giraffe.

Zeichenblatt 35: Hals-, Brust- und Lendenwirbel

a) Beschriften **Sie die Strukturen der Wirbel.**
b) Malen **Sie die Bereiche der Wirbel in den angegebenen Farben aus.**

Struktur	Farbe
Wirbelkörper	Grün
Wirbelbögen	Blau
Querfortsätze	Rot
Dornfortsätze	Gelb
Gelenkflächen	Violett

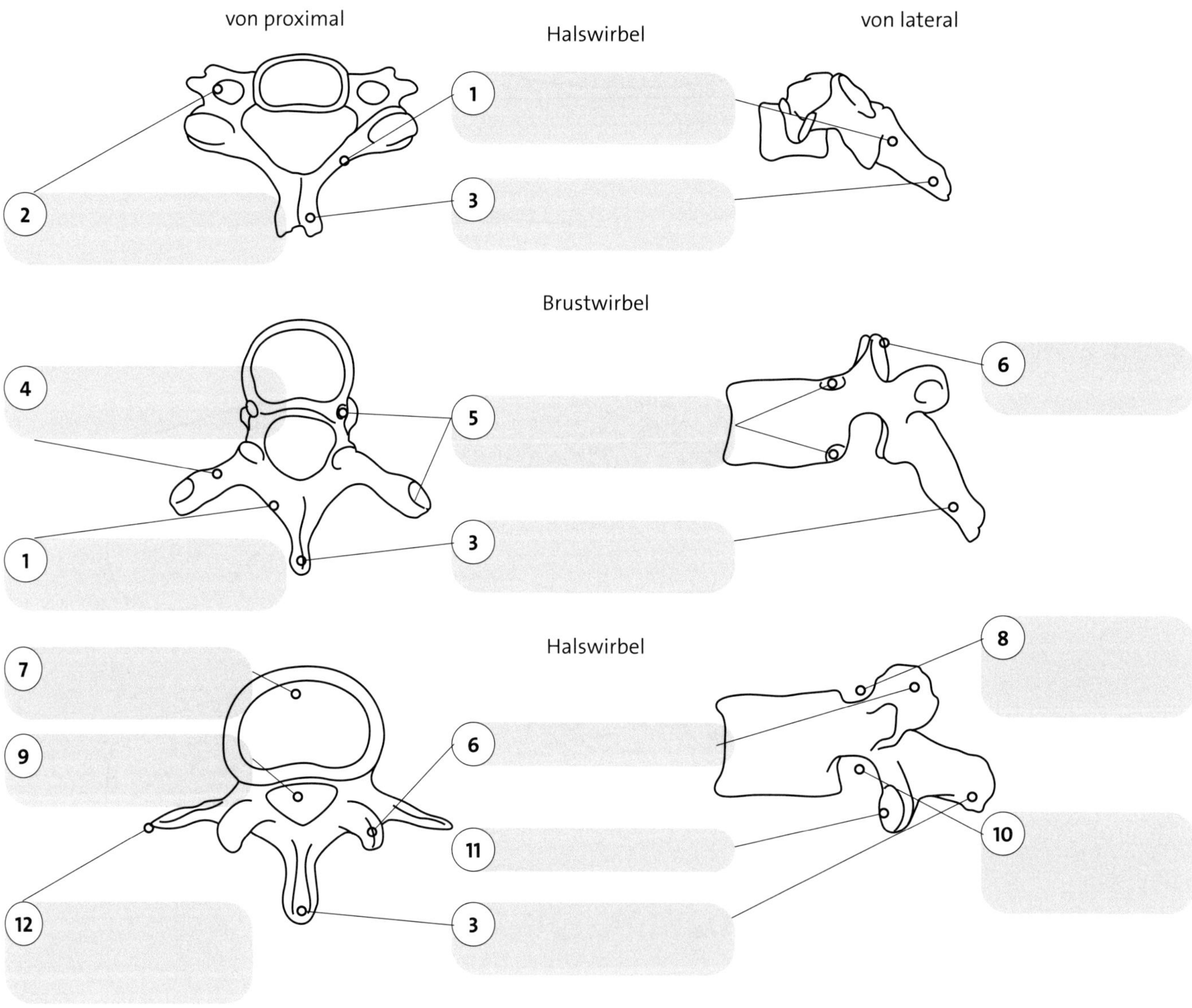

Funktionen kompakt
Die Wirbel sind die einzelnen Segmente der Wirbelsäule, die in unterschiedlichem Maß gegeneinander beweglich sind und so die Bewegungen des Rumpfes ermöglichen.

Interessant zu wissen
Die Rippenfortsätze an den Lendenwirbelkörpern sind rudimentäre Rippen. Es ist möglich, dass sie eine sogenannte Lendenrippe ausbilden. Sie entsprechen den zurückgebildeten Querfortsätzen der anderen Wirbel.

Zeichenblatt 36: Bandscheiben

a) Beschriften **Sie die Strukturen der Bandscheiben.**

b) Malen **Sie die Bereiche der Bandscheiben in den angegebenen Farben aus.**

Struktur	Farbe
Faserring	Dunkelblau
Gallertkern	Hellblau
Knochen	Beige

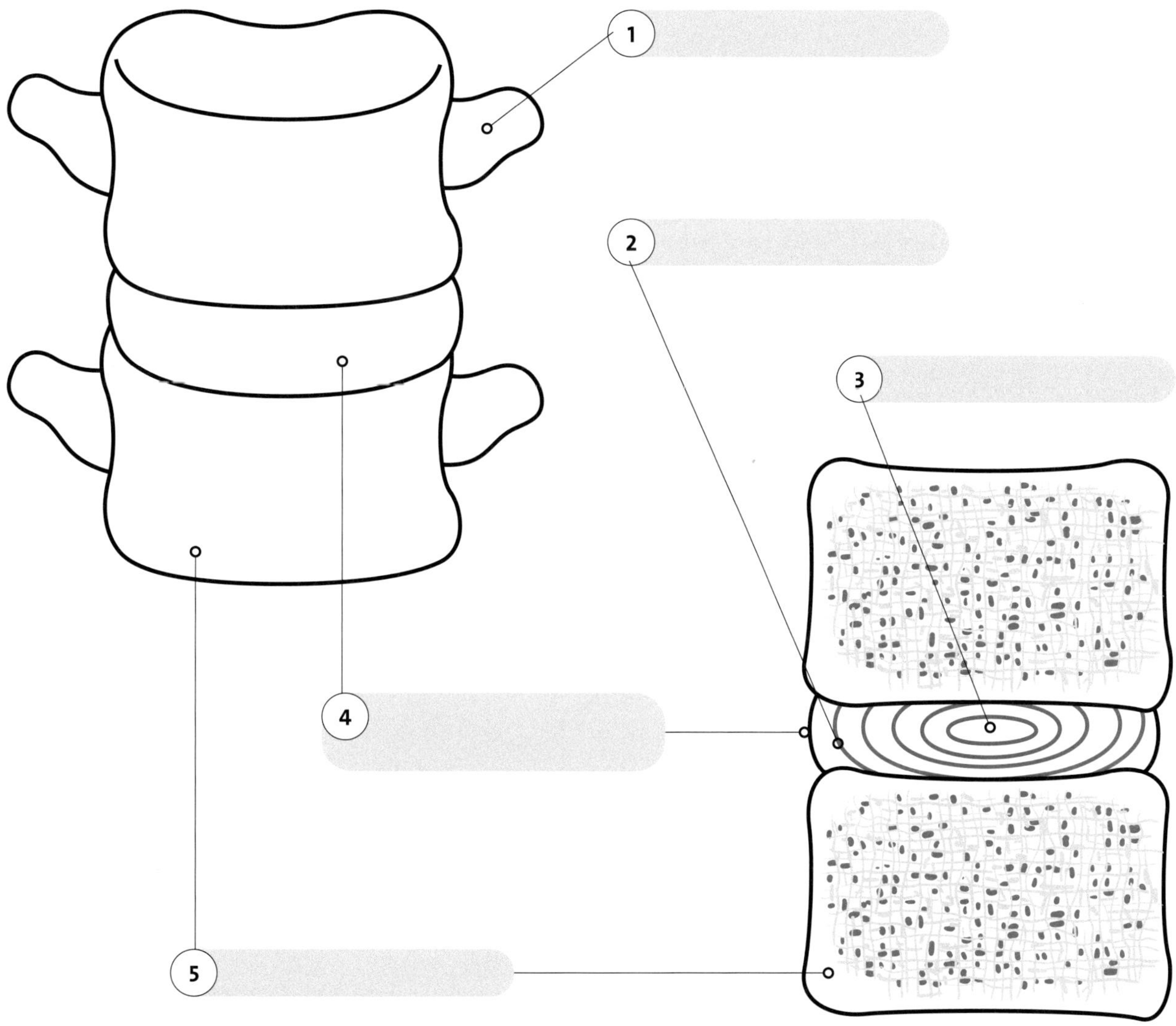

Funktionen kompakt
Die Bandscheiben befinden sich zwischen den beweglichen Wirbelkörpern. Sie erleichtern die Bewegungen in der Wirbelsäule. Sie dämpfen Stöße, die z. B. durch Sprünge entstehen, ab.

Interessant zu wissen
Bei einem sogenannten Bandscheibenvorfall handelt es sich meist um eine Verletzung des Faserrings, dadurch wird der Gallertkern verschoben, dieser drückt dann auf den Spinalnerv.

Zeichenblatt 37: Beckengürtel

a) Beschriften **Sie die Strukturen des Beckengürtels.**
b) Malen **Sie die Bereiche des Beckengürtels in den angegebenen Farben aus.**

Struktur	Farbe
Leistenband	Grau
Hüftbein	Orange
Kreuzbein	Violett
Symphyse	Hellblau
Femur	Beige

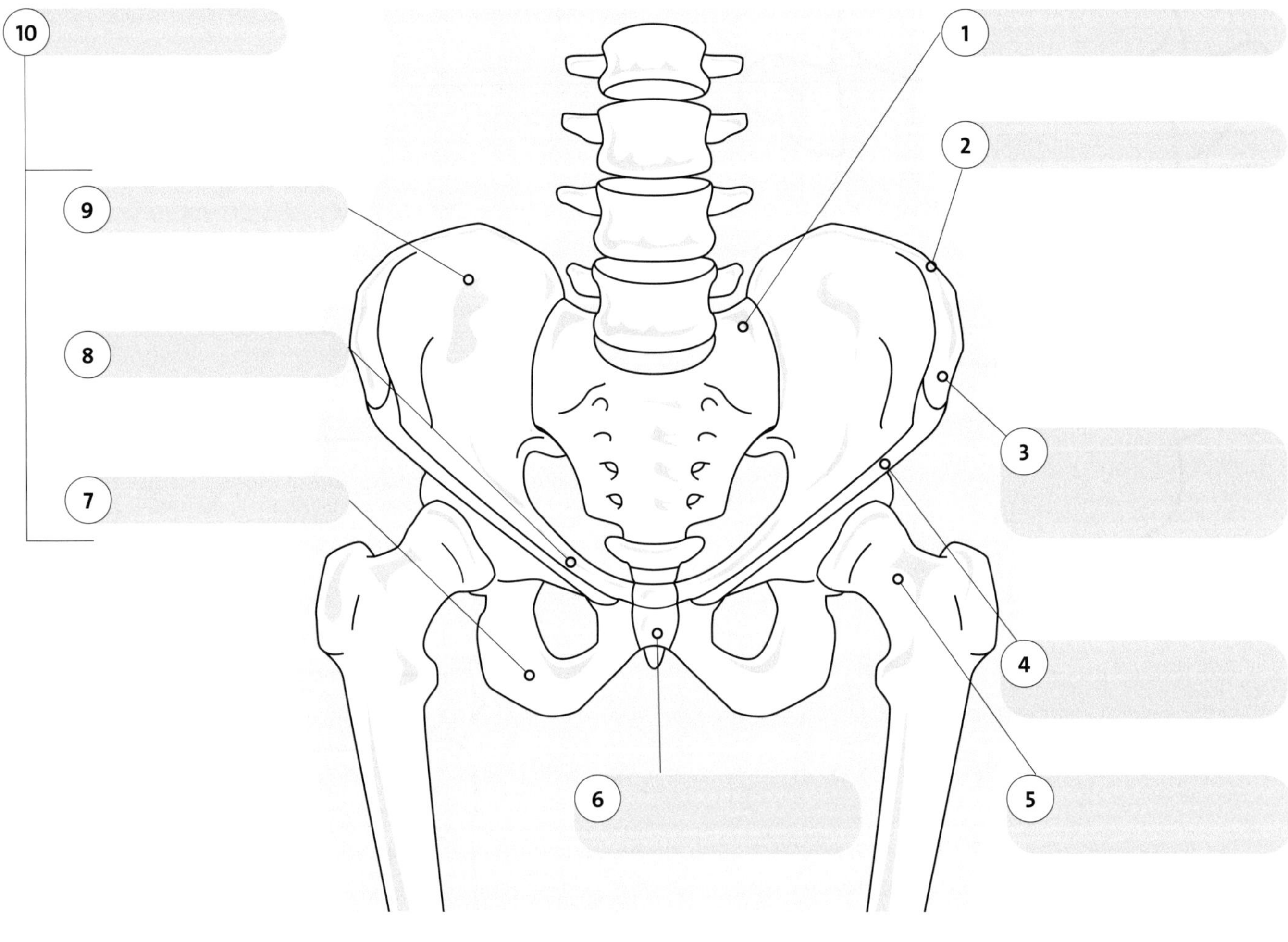

Funktionen kompakt
Der Beckengürtel verbindet die Wirbelsäule mit den unteren Extremitäten. Die Schaufeln des Darmbeins stützen die inneren Organe. Im kleinen Becken liegen neben anderen Strukturen die Harnblase, das Rektum, die Prostata (beim Mann), der Uterus (bei der Frau), die Ovarien (bei der Frau), und die Scheide (bei der Frau).

Interessant zu wissen
Die Öffnungen des kleinen Beckens haben Einfluss auf eine erfolgreiche vaginale Entbindung. Liegt ein deutliches Missverhältnis zwischen der Größe des kindlichen Kopfes und den Öffnungen des kleinen Beckens vor, so ist eine vaginale Entbindung unwahrscheinlich, auch wenn sich das Becken und der kindliche Kopf unter der Geburt sehr gut anpassen können.

Zeichenblatt 38: Nase

a) Beschriften **Sie die Strukturen der Nase.**

b) Malen **Sie die Bereiche der Nase in den angegebenen Farben aus.**

Struktur	Farbe
Stirnhöhle	Orange
Keilbeinhöhle	Rot
Nasenbein	Beige
Nasenknorpel	Hellblau
Nasenmuscheln	Rosa
Harter Gaumen	Violett
Weicher Gaumen	Braun
Kehldeckel	Grün

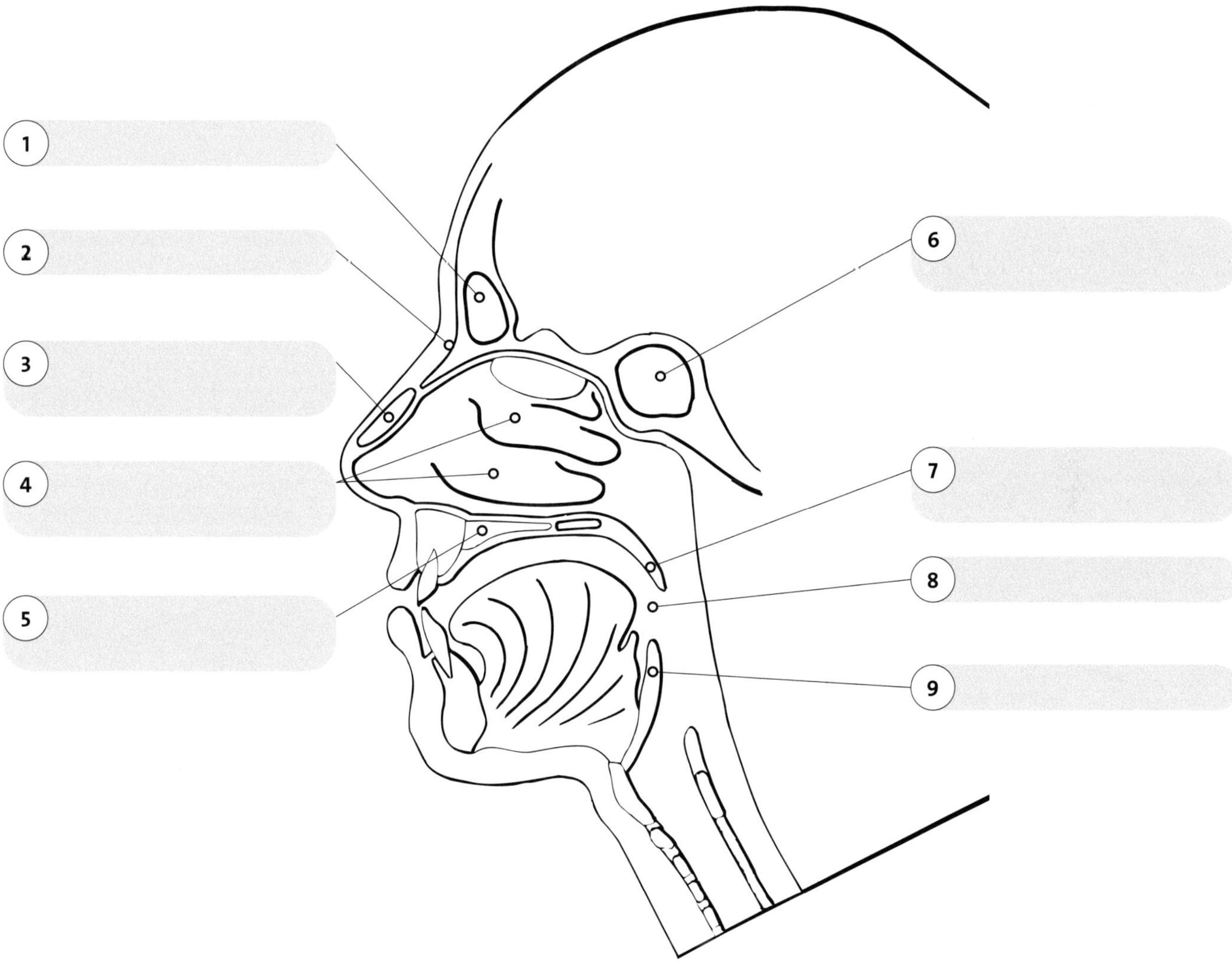

Funktionen kompakt

Die Nase dient als Weg für die Atemluft, diese wird durch die Schleimhaut in der Nasenhöhle angefeuchtet, leicht angewärmt und gereinigt.

Interessant zu wissen

Die beiden Nasenlöcher sind nicht gleich groß, da die Nasenscheidewand bei fast allen Menschen leicht verschoben ist. Meist ist das rechte Nasenloch weiter als das linke.

Zeichenblatt 39: Rachen

a) Beschriften **Sie die Strukturen des Rachenraums (Pharynx).**
b) Malen **Sie die Bereiche in den angegebenen Farben aus.**

Struktur	Farbe
Harter Gaumen	Beige
Weicher Gaumen	Blau
Rachenmandel	Grün
Zäpfchen	Violett
Zunge	Rot
Epiglottis	Gelb
Trachea	Hellblau

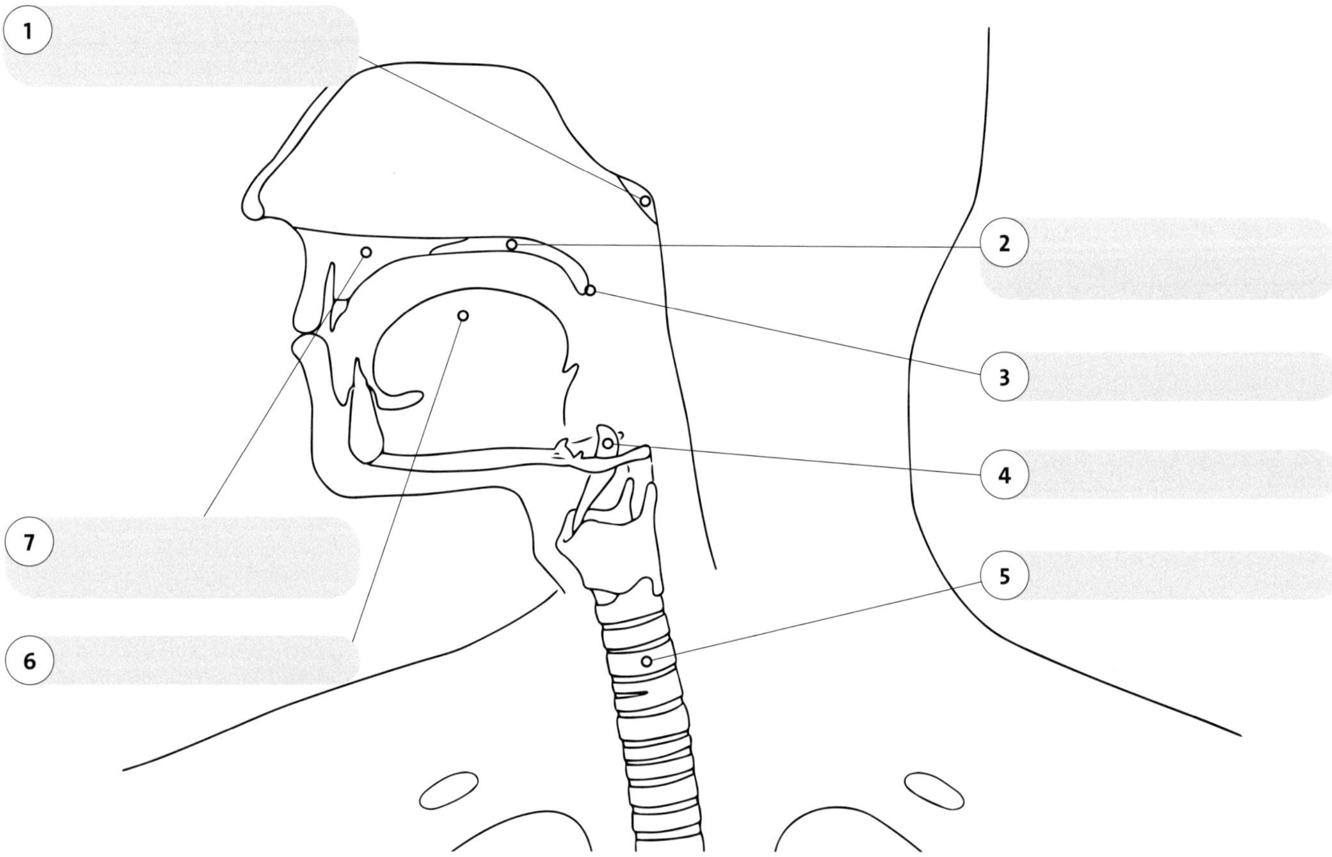

Funktionen kompakt

Der Pharynx/ Rachenraum wird eingeteilt in die Abschnitte:
- Nasenrachen (Epipharynx)
- Mittlerer Rachen (Mesopharynx) und
- Kehlkopfabschnitt (Hypopharynx).

Im Rachenraum kreuzen sich die Wege der Atemluft und der Nahrung. Dort befindet sich besonders viel lymphatisches Gewebe, um eindringende Mikroorganismen abzuwehren.

Interessant zu wissen

Das lymphatische Gewebe im Rachenraum wird auch als Waldeyer-Rachenring bezeichnet. Es hat im Kleinkindalter und im frühen Schulkindalter seine größte Bedeutung in der Immunabwehr. Eine starke Vergrößerung der Mandeln führt zur Mundatmung, Schnarchen, häufigen Erkältungen und dabei zur Verlegung der Ohrtrompete.

Zeichenblatt 40: Obere Atemwege

a) Beschriften **Sie die Strukturen der oberen Atemwege.**
b) Malen **Sie die Bereiche der Atemwege in den angegebenen Farben aus.**

Struktur	Farbe
Obere Atemwege	Hellblau
Kehlkopf	Lila
Lunge	Gelb
Luftröhre	Grün
Speiseröhre	Rot
Brustfell	Braun
Zwerchfell	Rot

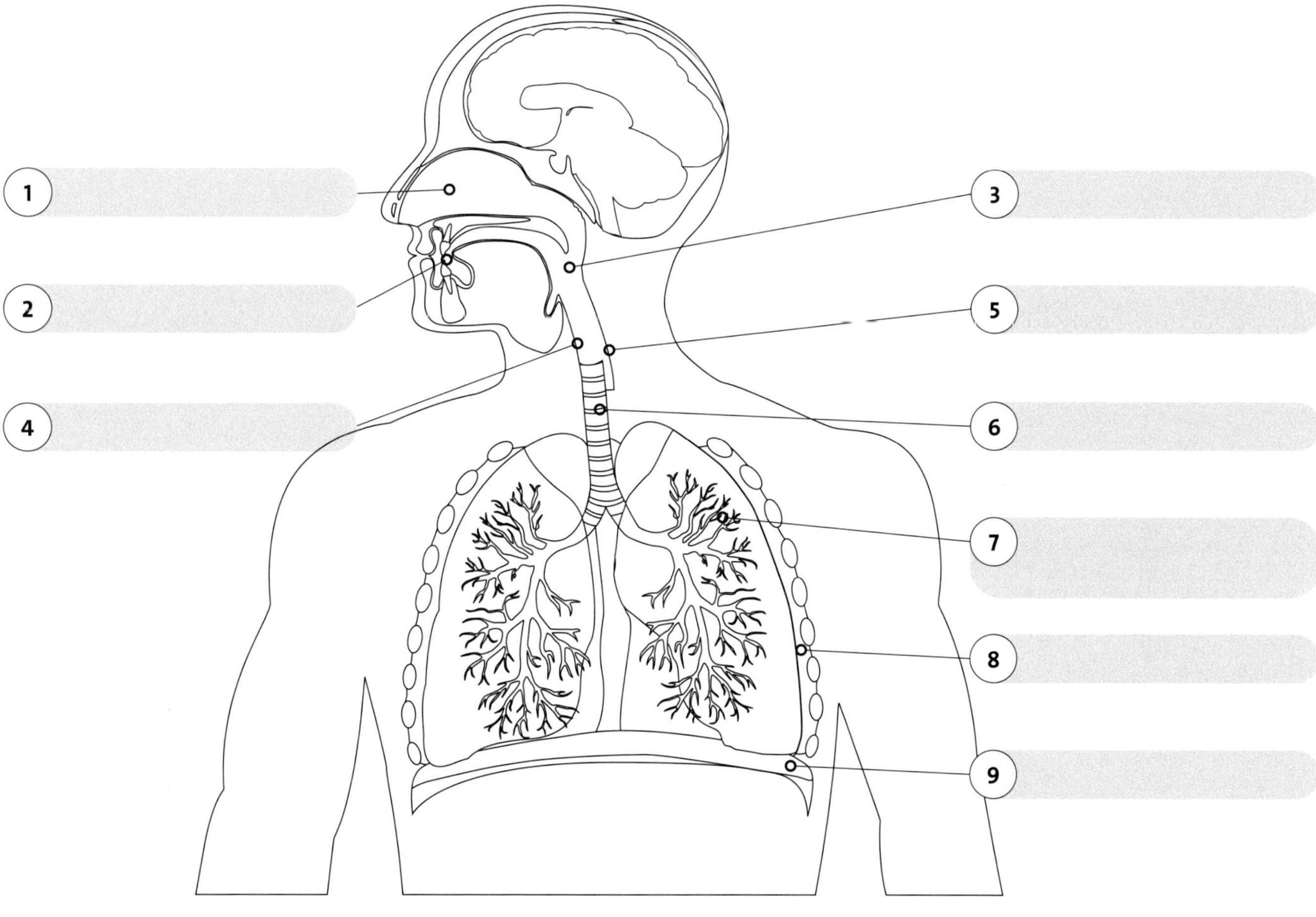

Funktionen kompakt
Die oberen Atemwege leiten die Atemluft zu den unteren Atemwegen. Sie wird angefeuchtet, gereinigt und erwärmt.
In den Lungen findet der Gasaustausch, die sogenannte äußere Atmung statt.
Im Dach der Nasenhöhle befindet sich das Riechorgan.
Der Kehlkopf trennt den Weg der Atemluft vom Weg der Nahrung und dient der Stimmbildung.

Interessant zu wissen
Ein Test auf die Erkennung von Gerüchen wird genutzt, um degenerative Erkrankungen des ZNS – z. B. M. Parkinson und M. Alzheimer – frühzeitig diagnostizieren zu können. Es wird dabei mit einem standardisierten Test die Erkennung von 12 bzw. 16 Alltagsgerüchen überprüft.

Zeichenblatt 41: Nasennebenhöhlen

a) Beschriften **Sie die Strukturen der Nasennebenhöhlen.**
b) Malen **Sie die Bereiche der Nasennebenhöhlen in den angegebenen Farben aus.**

Struktur	Farbe
Stirnhöhle	Grün
Siebbeinzellen	Blau
Kieferhöhle	Rot
Keilbeinhöhle	Gelb

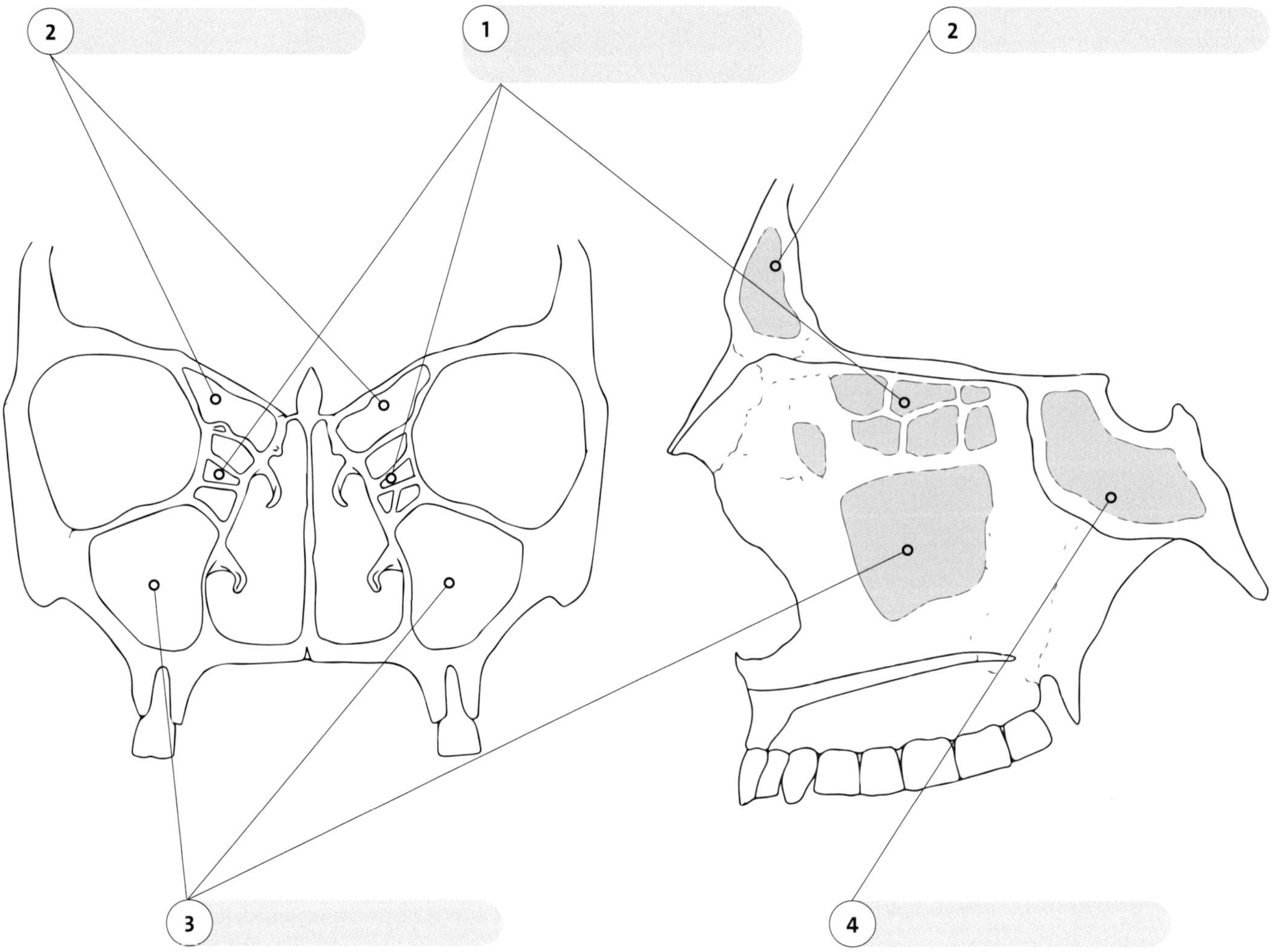

Funktionen kompakt
Die Nasennebenhöhlen sind Hohlräume im Schädel, die als Resonanzraum dienen und das Gesamtgewicht des Schädels verringern.
Die Nasennebenhöhlen sind mit Schleimhaut ausgekleidet. Sie wärmen und feuchten die Atemluft an.

Interessant zu wissen
Im Rahmen einer Rhinitis kann es auch zur Entzündung der Nasenebenhöhlen, einer Sinusitis, kommen.
Zur sogenannten Schwimmbadsinusitis kommt es im Sommer, wenn Kinder sehr intensiv tauchen bzw. ins Wasser springen und so Erreger aus dem Schwimmbadwasser in die Nasennebenhöhlen gespült werden.

Zeichenblatt 42: Kehlkopf

a) Beschriften **Sie die Strukturen des Kehlkopfes.**

b) Malen **Sie die Bereiche des Kehlkopfes in den angegebenen Farben aus.**

Struktur	Farbe
Zungenbein	Beige
Epiglottis	Hellblau
Schildknorpel	Grün
Ringknorpel	Violett
Stellknorpel	Rot
Stimmbänder	Gelb

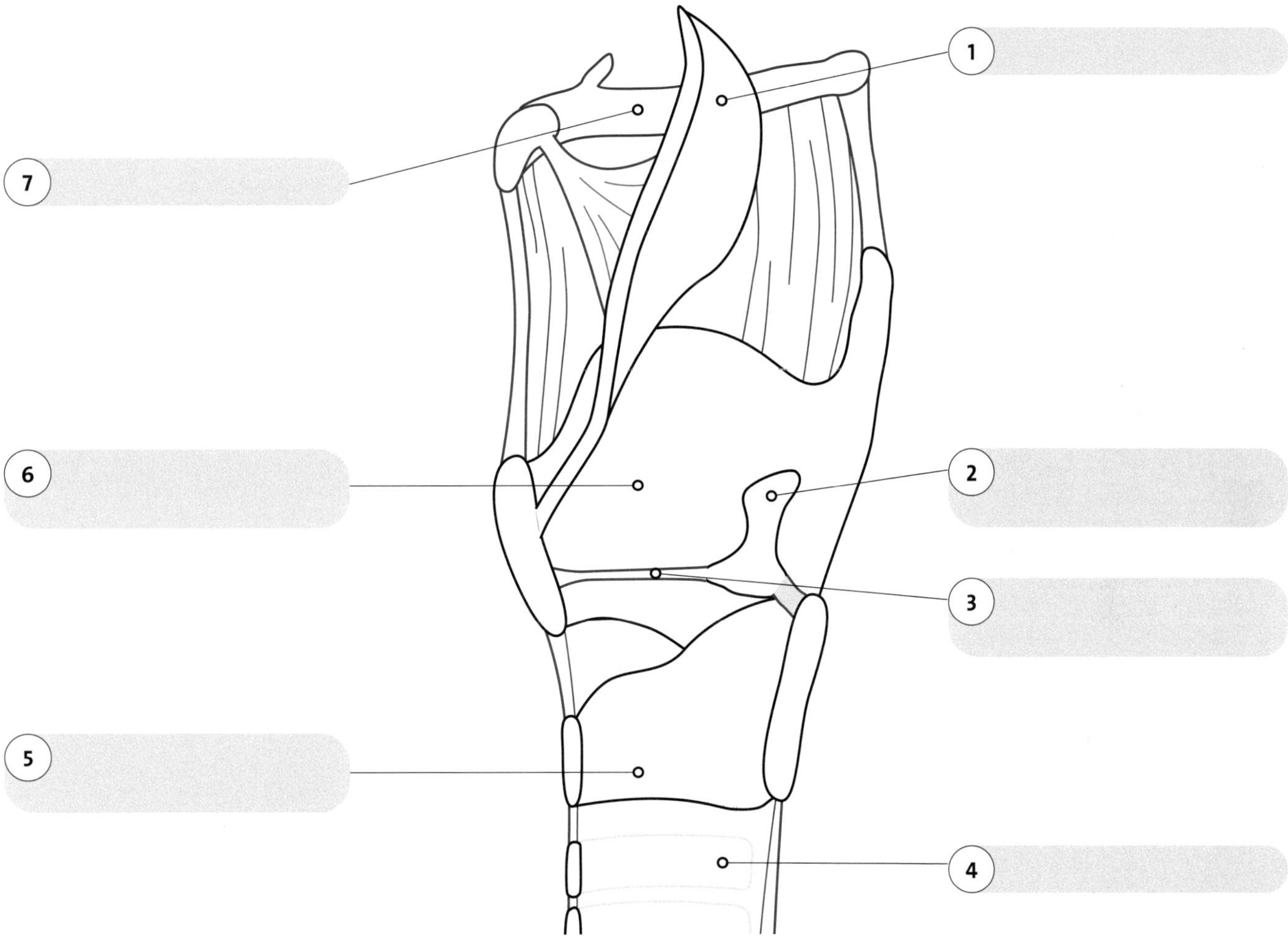

Funktionen kompakt

Der Kehlkopf trennt durch den Kehldeckel den Luftweg vom Speiseweg und verhindert somit das Verschlucken. Beim Verschlucken gelangt Nahrung oder Flüssigkeit in die Luftröhre und die Lungen. Die Stimmbänder ermöglichen die Bildung von Tönen, was zum Sprechen und Singen notwendig ist.

Interessant zu wissen

Der Schildknorpel wächst unter dem Einfluss von Testosteron. Ein deutlich hervortretender Schildknorpel wird als Adamsapfel bezeichnet, er gehört zu den sekundären männlichen Geschlechtsmerkmalen. Beim Schlucken kann man die Bewegung des Adamsapfels beobachten.

Zeichenblatt 43: Bronchien

a) Beschriften **Sie die Strukturen der Bronchien.**

b) Malen **Sie die Bereiche der Bronchien in den angegebenen Farben aus.**

Struktur	Farbe
Venöse Kapillaren mit sauerstoffreichem Blut	Rot
Arterielle Kapillaren mit kohlenstoffdioxidreichem Blut	Blau
Alveolen und Endbronchien	Hellblau
Weitere Bronchien	Rosa

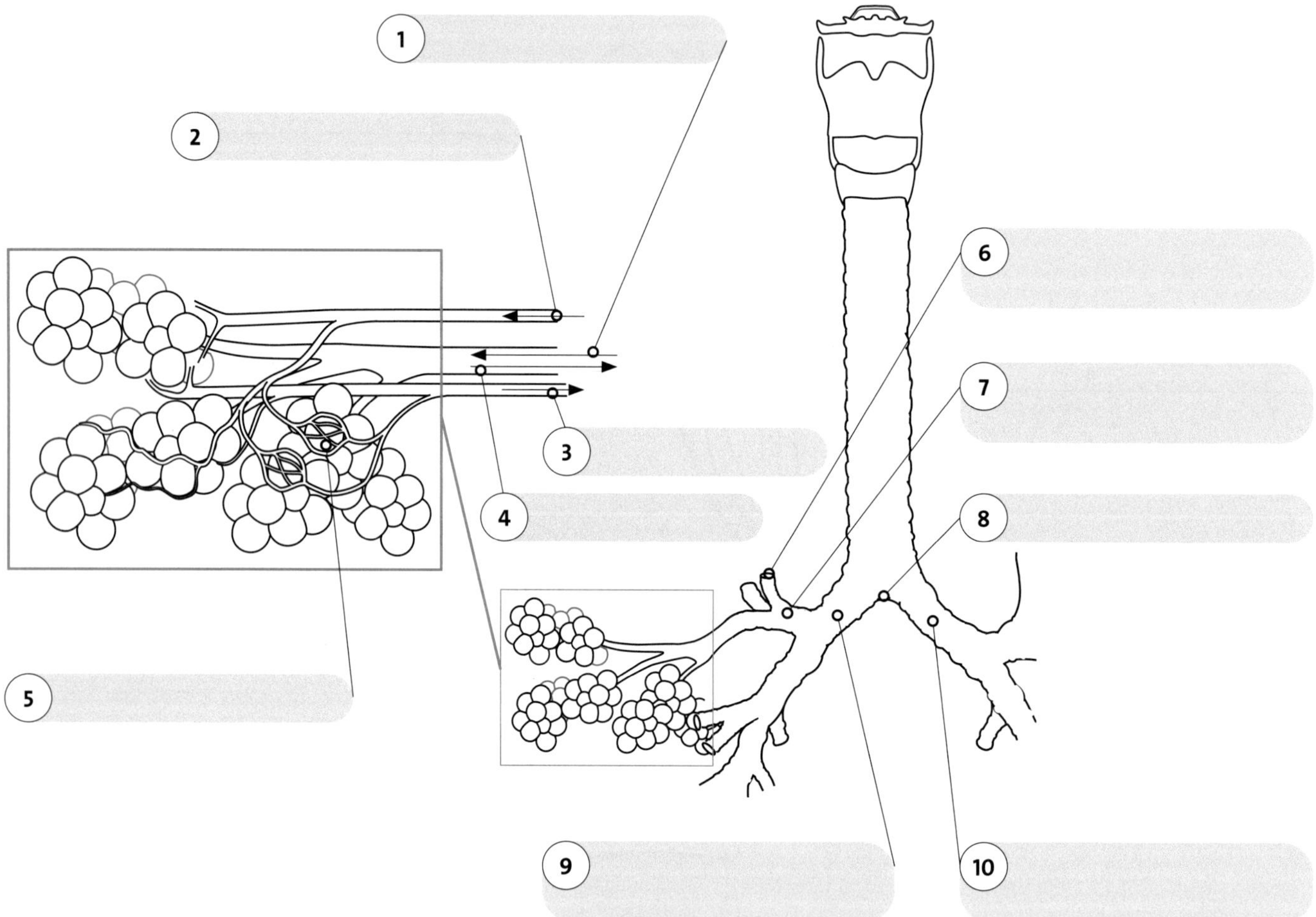

Funktionen kompakt

Das Bronchialsystem transportiert die Atemluft zu den Alveolen und wieder hinaus. In den Alveolen findet der Gasaustausch mit den Blutkapillaren statt.

Interessant zu wissen

Das Bronchialsystem ist mit Flimmerepithel ausgekleidet; dieses dient der Reinigung der Atemluft von z. B. mikroskopisch kleinen Staubpartikeln, Mikroorganismen und Pollen. Das Flimmerepithel bildet ein Sekret, mit dem die Fremdkörper über die Flimmerhärchen nach außen transportiert werden.

Zeichenblatt 44: Lungensegmente

a) Beschriften **Sie die Strukturen der Lunge.**
b) Malen **Sie die Bereiche der Lunge in den angegebenen Farben aus.**

Struktur	Farbe
Oberlappen	Grün
Mittellappen	Rot
Unterlappen	Blau

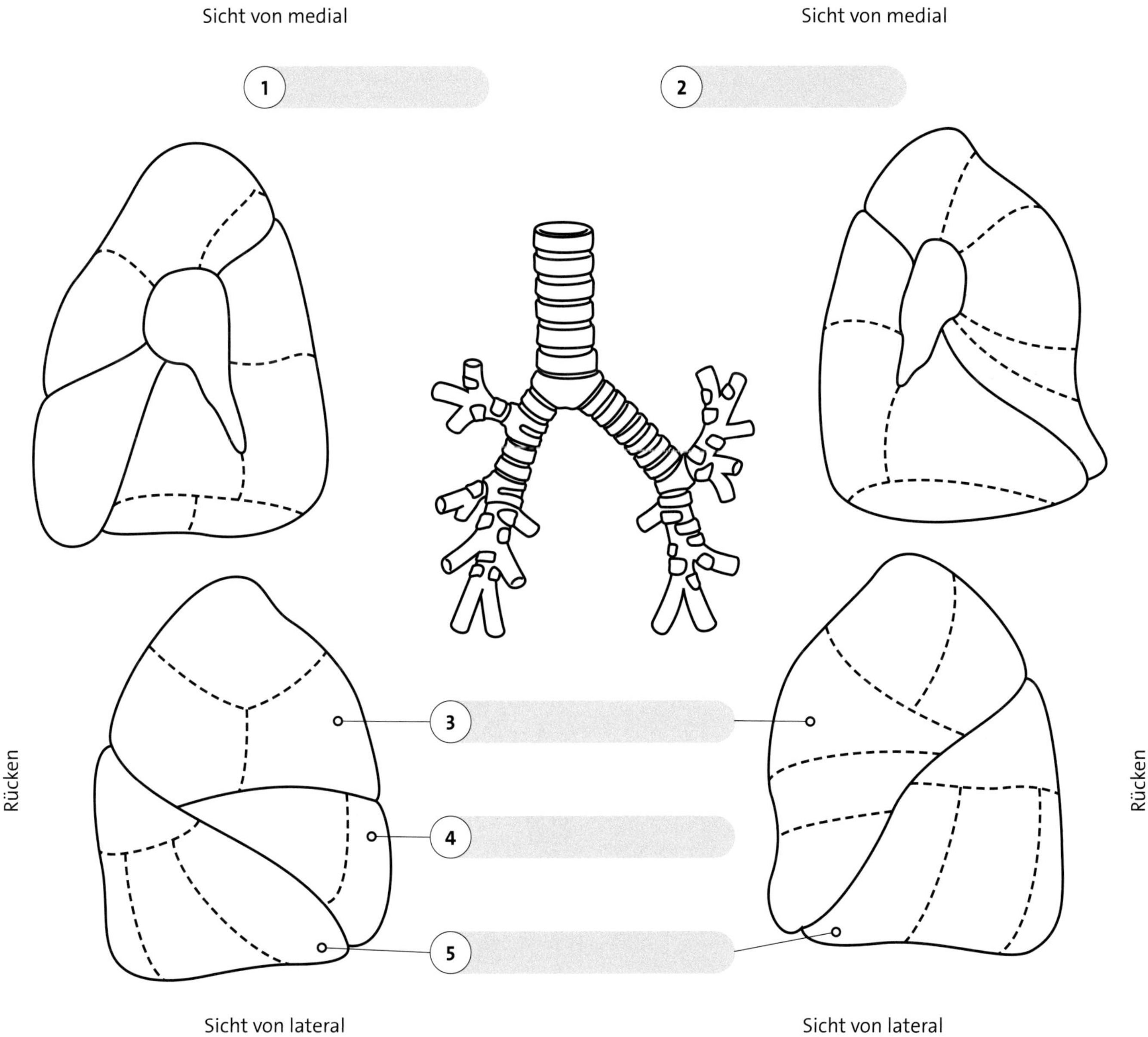

Funktionen kompakt
Die Lungenflügel sind aus den Lungenlappen, den Lungensegmenten und den Lungenläppchen aufgebaut, letztendlich bestehen sie aus den Alveolen. Sie dienen der Atmung.

Interessant zu wissen
Die Lungenflügel haben kein eigenes Gerüst, sie passen sich der Umgebung an und füllen den Thoraxinnenraum vollständig aus. Auf der Oberfläche sind sogenannte Imprägnationen der umgebenden Organe zu sehen.

Zeichenblatt 45: Atem- und Atemhilfsmuskulatur

a) Beschriften **Sie die Strukturen der Atem- und Atemhilfsmuskulatur.**
b) Malen **Sie die Bereiche der Atem- und Atemhilfsmuskulatur in den angegebenen Farben aus.**

Struktur	Farbe
Kopfwendermuskel	Grün
Rippenhaltermuskel	Blau
Hinterer oberer Sägezahnmuskel	Gelb
Äußere Zwischenrippenmuskeln	Beige
Innere Zwischenrippenmuskeln	Violett
Hinterer unterer Sägezahnmuskel	Braun
Zwerchfell	Rot
Großer Brustmuskel	Rosa
Kleiner Brustmuskel	Grau
Vorderer Sägezahnmuskel	Türkis

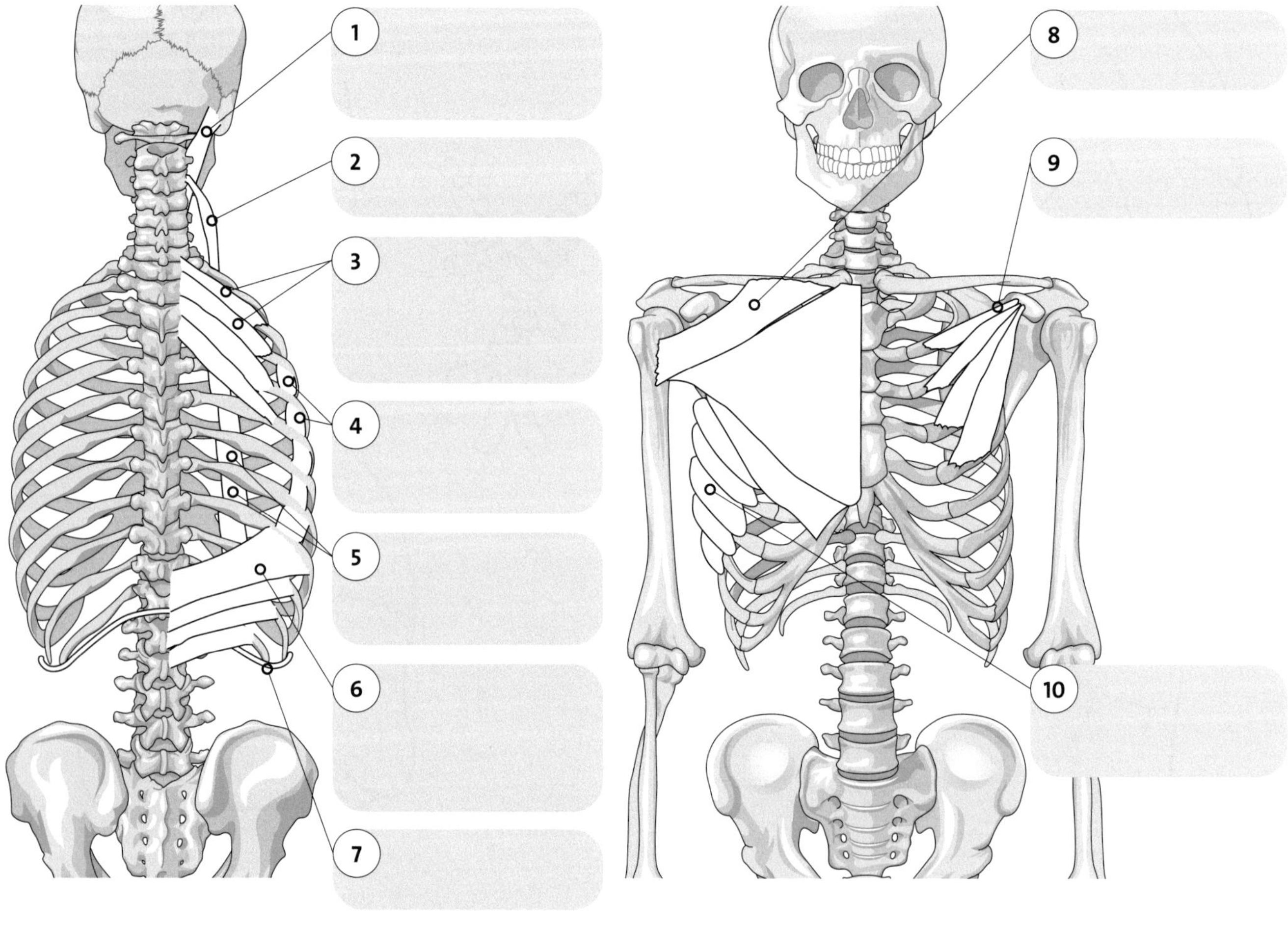

Funktionen kompakt
Da sich die Lungen nur passiv mit Luft füllen und diese auch nur passiv wieder abgeben können, werden die Atemmuskeln benötigt, um den Thorax zu dehnen bzw. sein Volumen zu verringern.

Interessant zu wissen
Die eigentlichen Atemmuskeln sind die äußeren und inneren Zwischenrippenmuskeln und das Zwerchfell. Alle anderen hier abgebildeten Muskeln gehören zur Atemhilfsmuskulatur und werden bei verstärkter oder vertiefter Atmung eingesetzt.

Zeichenblatt 46: Gasaustausch in den Alveolen

a) Beschriften **Sie den Gausaustausch in den Alveolen.**

b) Malen **Sie die Bereiche der Alveolen in den angegebenen Farben aus.**

Struktur	Farbe
Sauerstoffreiche Luft	Hellblau
Kohlenstoffdioxidreiche Luft	Dunkelblau
Sauerstoffreiches Blut	Rot
Kohlenstoffdioxidreiches Blut	Blau
Erythrozyt	Rosa

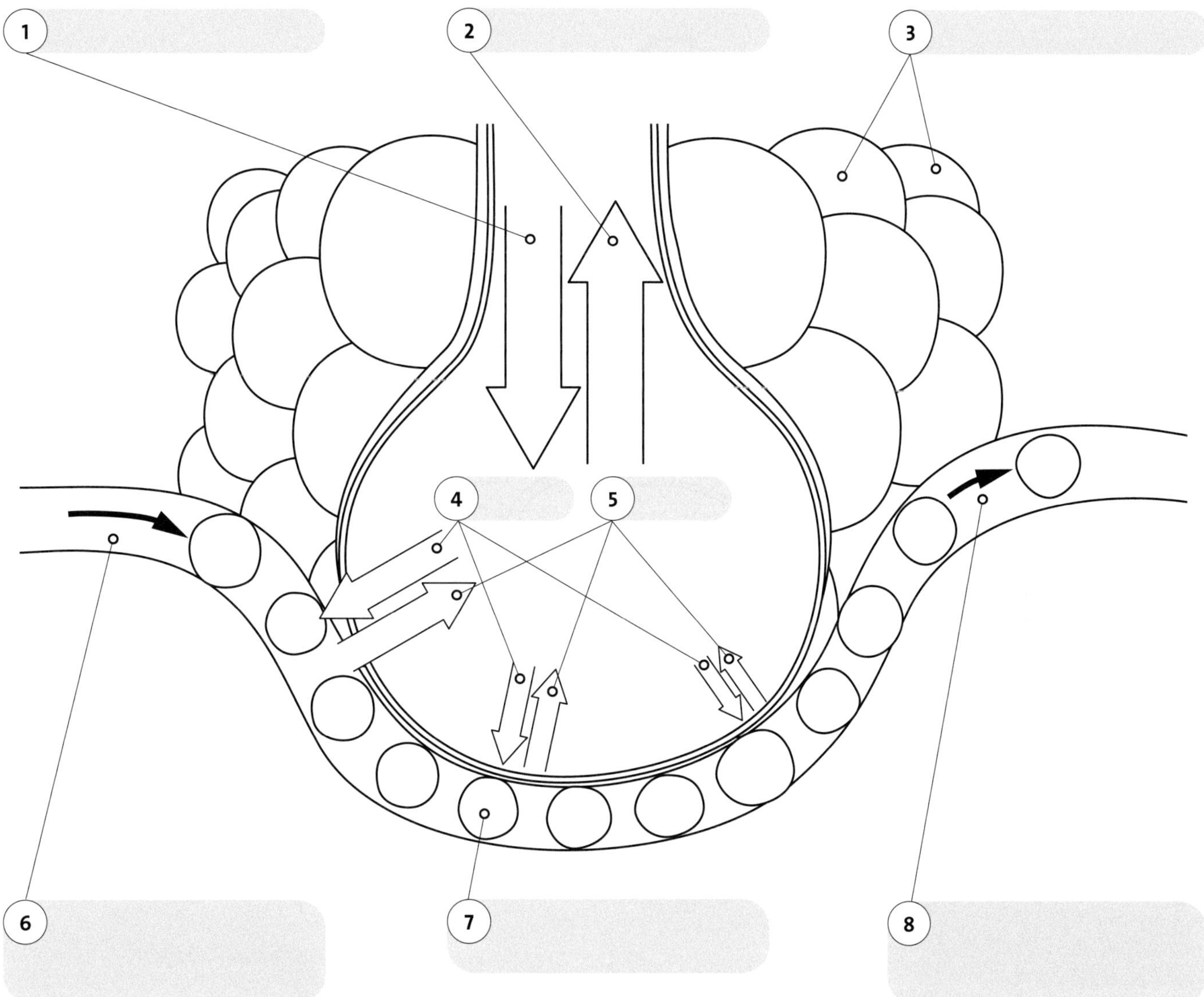

Funktionen kompakt

In den Alveolen findet der Gasaustausch statt. Die Atemgase werden an Erythrozyten gebunden im Blut zu den Zellen transportiert.

Interessant zu wissen

Der Gasaustausch in den Alveolen wird als äußere Atmung bezeichnet, die innere Atmung findet in den Mitochondrien der Zellen statt und wird auch als Zellatmung bezeichnet. Dabei wird z. B. Glucose zu Kohlenstoffdioxid und Wasser oxidiert und es wird Energie freigesetzt.

Zeichenblatt 47: Koronararterien

a) Beschriften **Sie die Strukturen des Herzens.**

b) Malen **Sie die Bereiche des Herzens in den angegebenen Farben aus.**

Struktur	Farbe
Aorta	Rot
Obere Hohlvene	Blau
Untere Hohlvene	Blau
Lungenarterie	Blau
Koronararterien	Rot
Pulmonalklappe	Beige

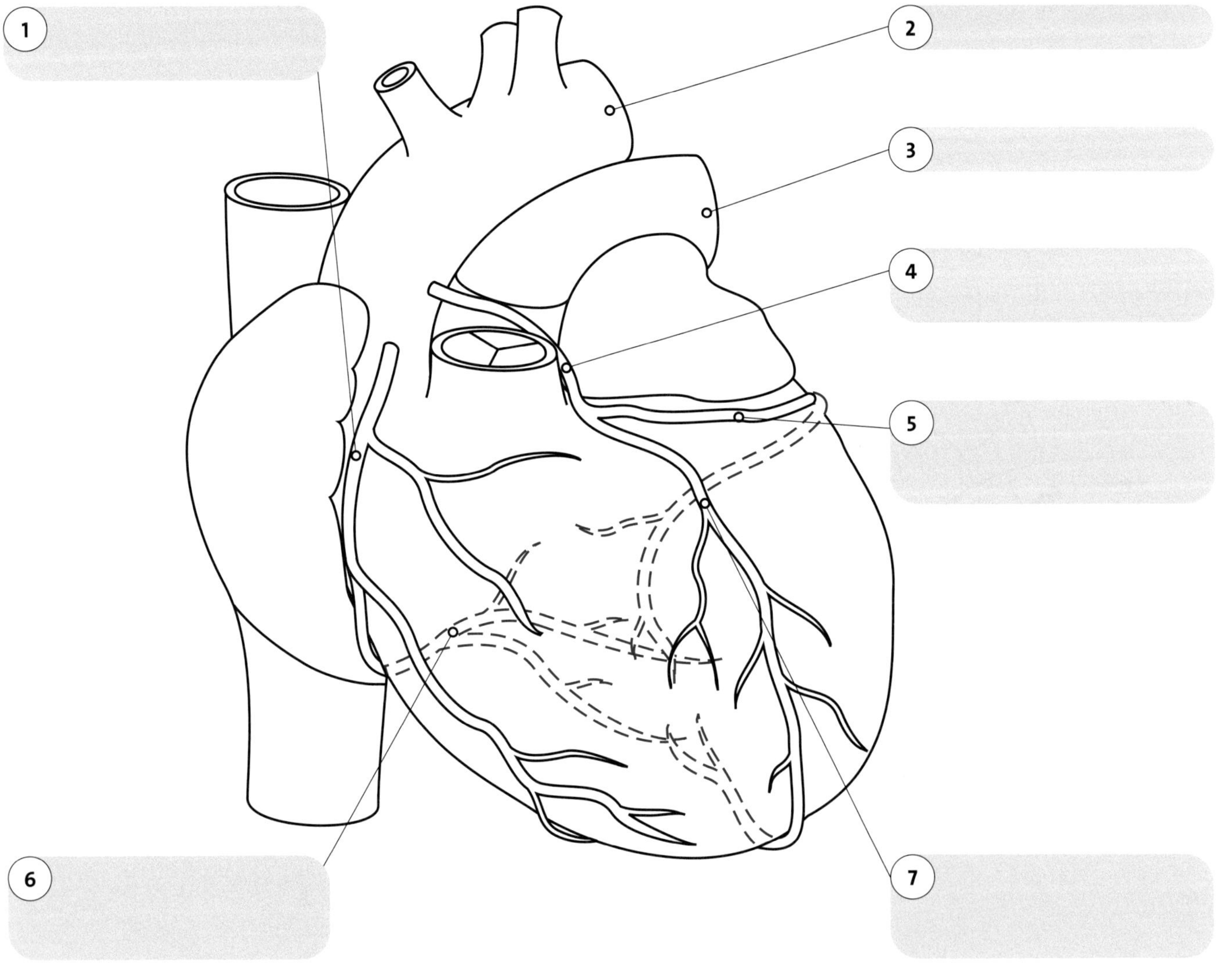

Funktionen kompakt

Die Koronararterien sind die Versorgungsgefäße für den Herzmuskel, sie werden als Vasa privata bezeichnet. Sie versorgen den Herzmuskel mit sauerstoff- und nährstoffreichem Blut. Die venösen Gefäße werden auf dieser Abbildung nicht mit abgebildet.

Interessant zu wissen

Sind die Koronararterien verengt, wie z. B. bei der Koronaren Herzkrankheit, können sie mithilfe eines Bypasses überbrückt werden. Eine andere Möglichkeit ist, einen Stent einzusetzen.

Zeichenblatt 48: Herz

a) Beschriften Sie die Strukturen des Herzens.
b) Malen Sie die Bereiche des Herzens in den angegebenen Farben aus.

Struktur	Farbe
Blutgefäße und Bereiche des Herzens, die sauerstoffreiches Blut enthalten	Rot
Blutgefäße und Bereiche des Herzens, die sauerstoffarmes Blut enthalten	Blau
Herzmuskel	Gelb
Trikuspidalklappe	Dunkelgrün
Pulmonalklappe	Violett
Mitralklappe	Hellgrün
Aortenklappe	Rosa

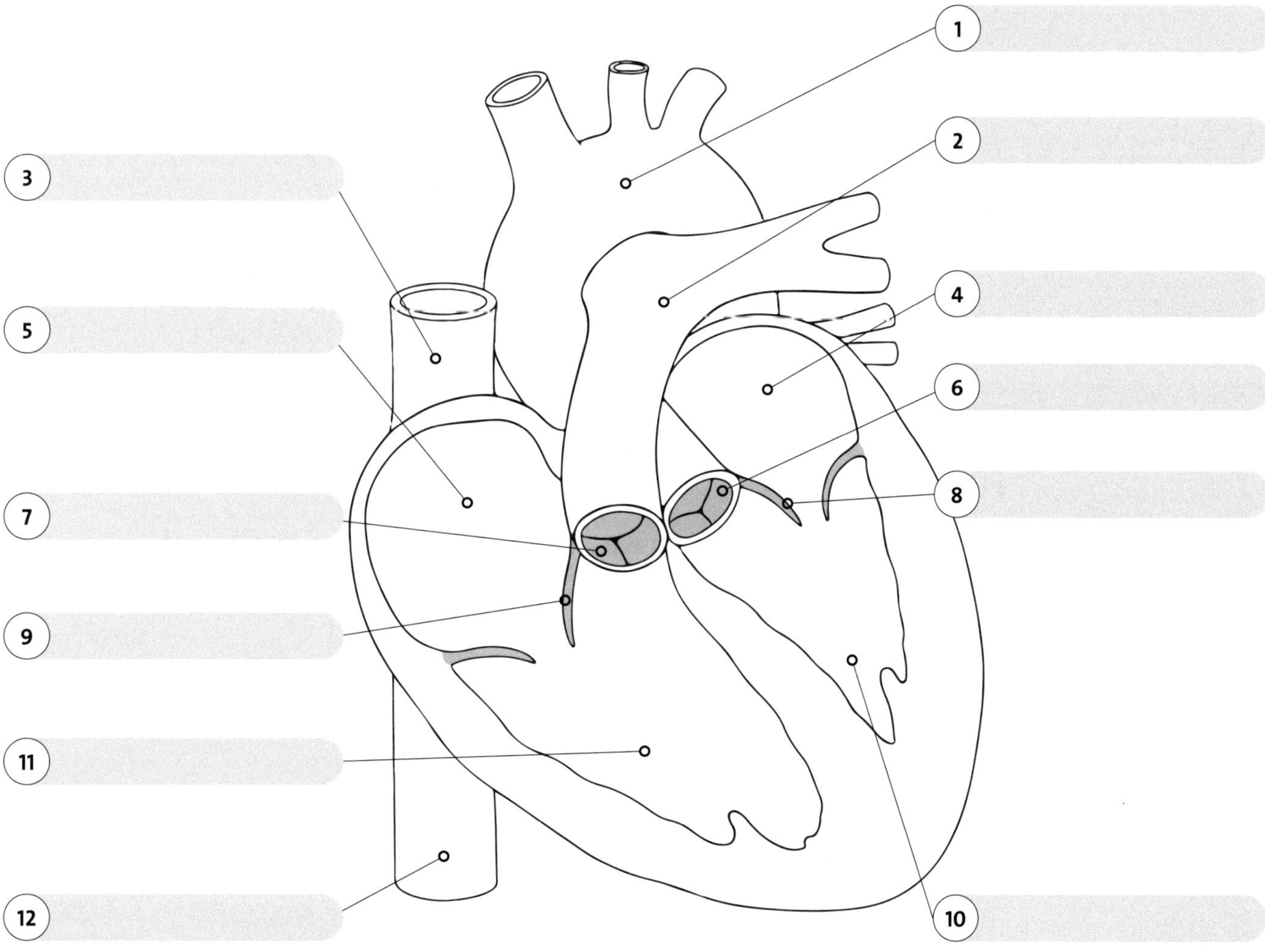

Funktionen
Das Herz hat drei wichtige Funktionen: Die Aufnahme des gesamten sauerstoffarmen Blutes aus den Körpervenen, das Anreichern des Blutes mit Sauerstoff über den Lungenkreislauf und das Verteilen des sauerstoffreichen Blutes mit Druck über die Aorta in die arteriellen Blutgefäße.

Blutfluss: Untere Hohlvene – rechter Vorhof – rechte Kammer – Lungenarterie – Lunge – linker Vorhof – linke Kammer – Aorta

Zeichenblatt 49: Reizleitungssystem des Herzens

a) Beschriften **Sie die Strukturen des Herzens.**

b) Malen **Sie die Bereiche des Herzens in den angegebenen Farben aus.**

Struktur	Farbe
Obere Hohlvene	Blau
Aorta	Rot
Lungenarterie	Blau
Rechtes Herz	Blau / transparent
Linkes Herz	Rot / transparent
Sinusknoten	Violett
AV-Knoten	Grün
His-Bündel	Gelb
Tawara-Schenkel	Türkis
Purkinje-Fasern	Braun

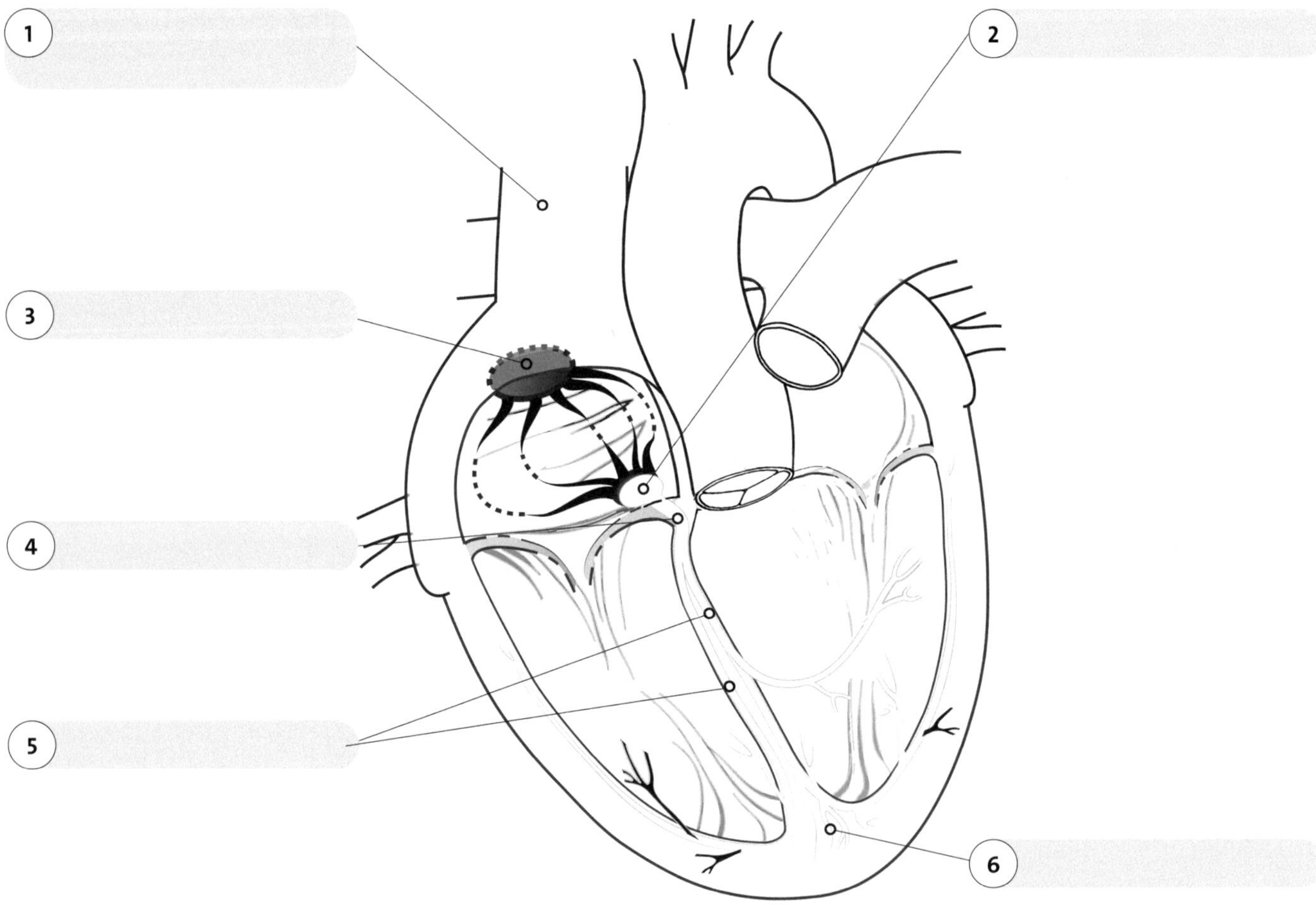

Funktionen kompakt

Das Reizleitungssystem des Herzens bildet die Impulse zur Herzaktion und leitet diese an den Herzmuskel weiter. Dieses Erregungsleitungssystem arbeitet autonom. Der Sinusknoten bildet beim Erwachsenen in Ruhe ca. 60–80 Impulse pro Minute.

Interessant zu wissen

Das Herz der Erwachsenen schlägt pro Tag ca. 90 000- bis 100 000-mal. Im Laufe eines 80-jährigen Lebens ergibt das etwa 3 Milliarden Herzschläge. Es beginnt bereits ab dem 22. Entwicklungstag des Embryos zu schlagen.

Zeichenblatt 50: Erregungsleitung im EKG

a) Beschriften **Sie die Erregungsleitung im EKG.**
b) Malen **Sie die Bereiche der Erregungsleitung im EKG in den angegebenen Farben aus.**

Struktur	Farbe
Null-Linie	Grün
P-Welle	Blau
QRS-Komplex	Violett
ST-Strecke	Rot
T-Welle	Gelb

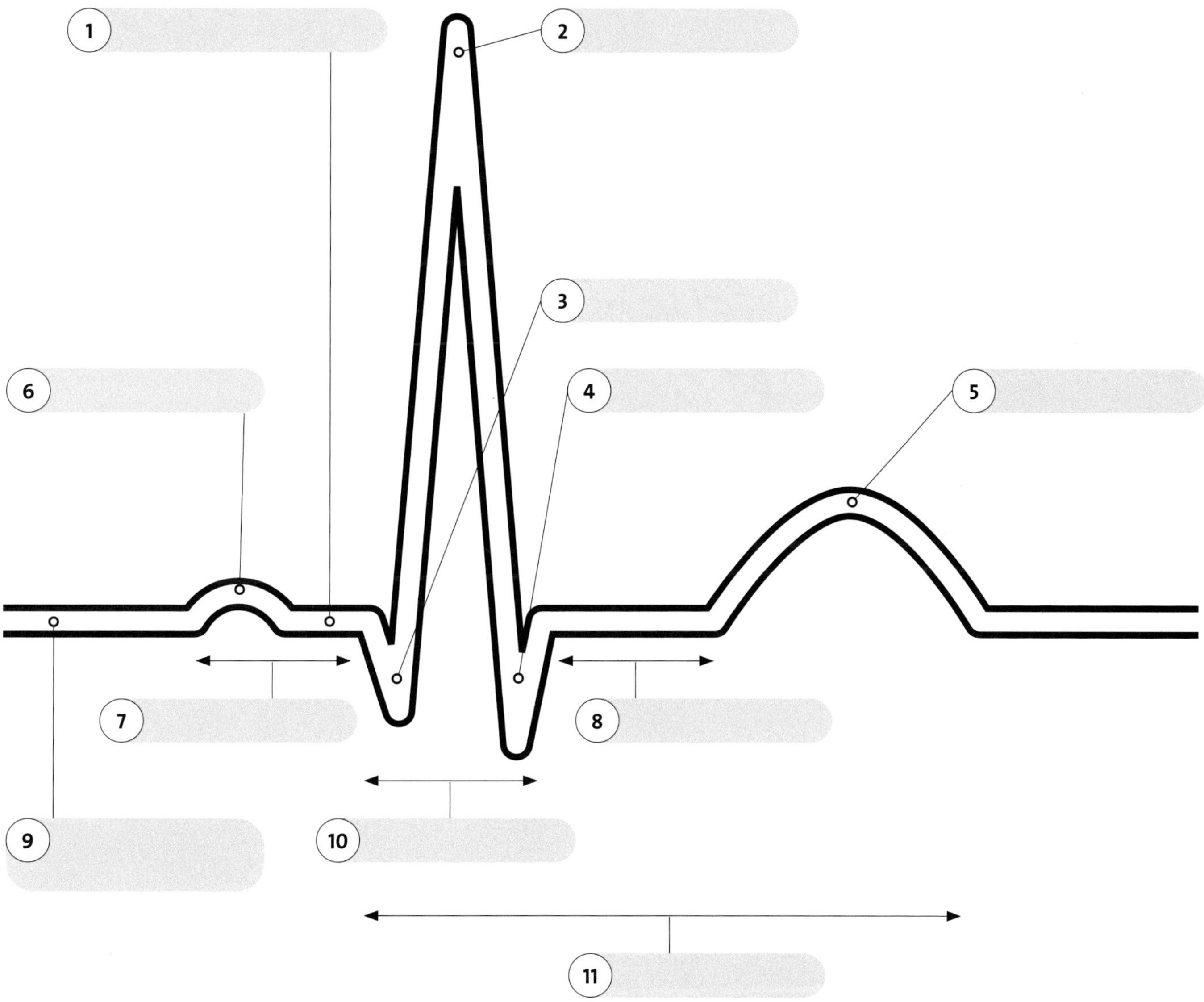

Funktionen kompakt
Das EKG ist die Aufzeichnung der elektrischen Erregung der Herzmuskulatur in einer Kurve.

Interessant zu wissen
Im EKG werden nicht nur Veränderungen und Unregelmäßigkeiten im Herzrhythmus erkannt, auch ein Herzinfarkt hinterlässt typische Veränderungen im EKG, wenn z. B. durch die Zerstörung von Herzmuskelgewebe Teile der Herzwand nicht mehr erregt werden. Es kann z. B. eine ST-Strecken-Hebung entstehen.

Zeichenblatt 51: Blutgefäße des arteriellen Systems

a) Beschriften **Sie die Strukturen des arteriellen Gefäßsystems.**
b) Malen **Sie die Bereiche des arteriellen Gefäßsystems in den angegebenen Farben aus.**

Struktur	Farbe
Herz	Rosa
Arterien des Körperkreislaufes	Rot
Arterien des Lungenkreislaufes	Blau

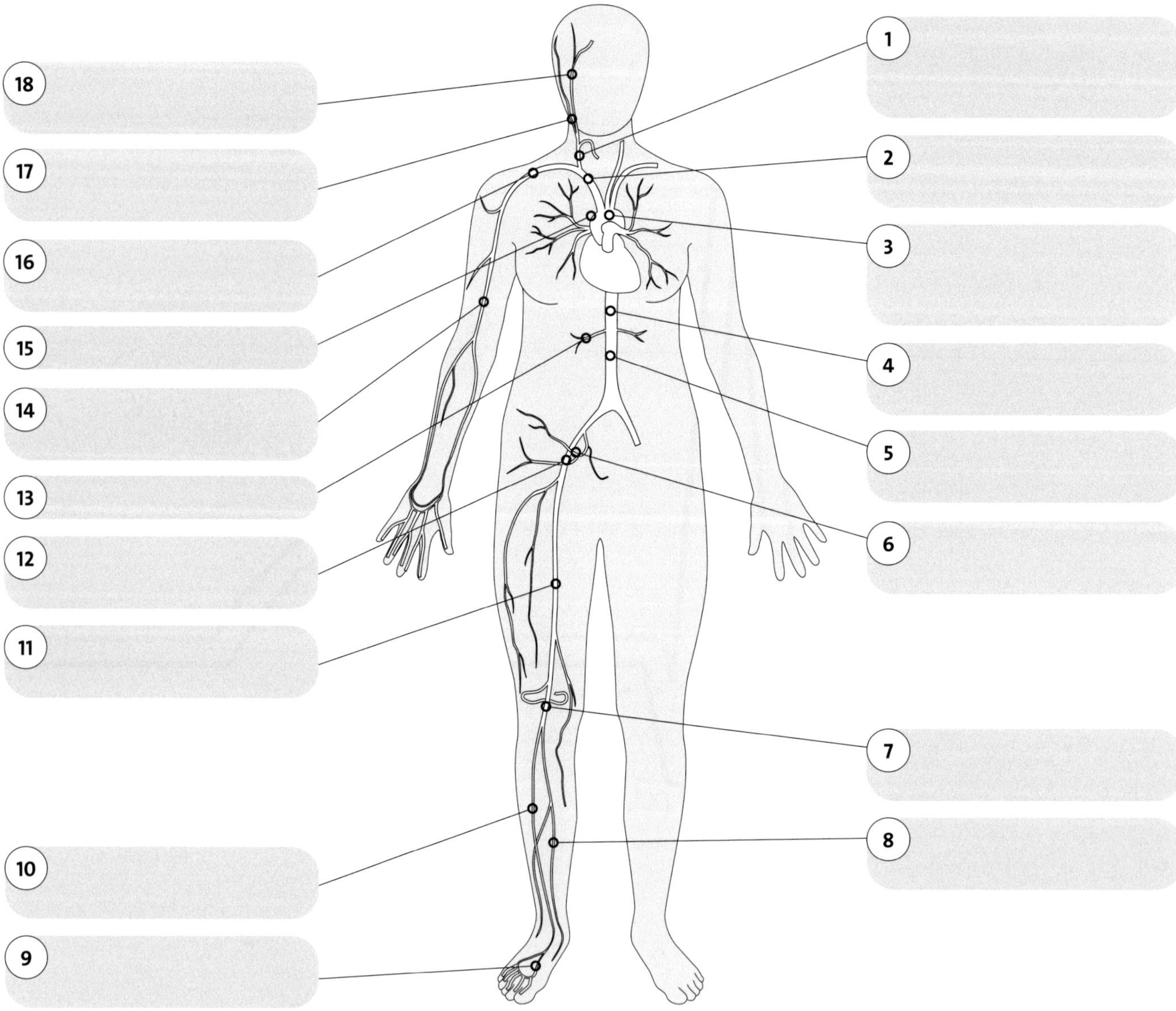

Funktionen kompakt
Die Arterien des Körperkreislaufes transportieren das sauerstoffreiche Blut zu den Organen. Die herznahen Arterien sind elastisch. Sie können die Pulswelle aus der Systole weiterleiten.

Interessant zu wissen
Arterien werden als die Blutgefäße definiert, die vom Herzen wegziehen und das Blut vom Herzen weg transportieren. Welchen Sauerstoffgehalt das Blut hat, hat nichts mit der Bezeichnung zu tun.

Zeichenblatt 52: Blutgefäße des venösen Systems

a) Beschriften **Sie die Strukturen des venösen Gefäßsystems.**
b) Malen **Sie die Bereiche des venösen Gefäßsystems in den angegebenen Farben aus.**

Struktur	Farbe
Herz	Rosa
Körpervenen	Blau
Lungenvenen	Rot

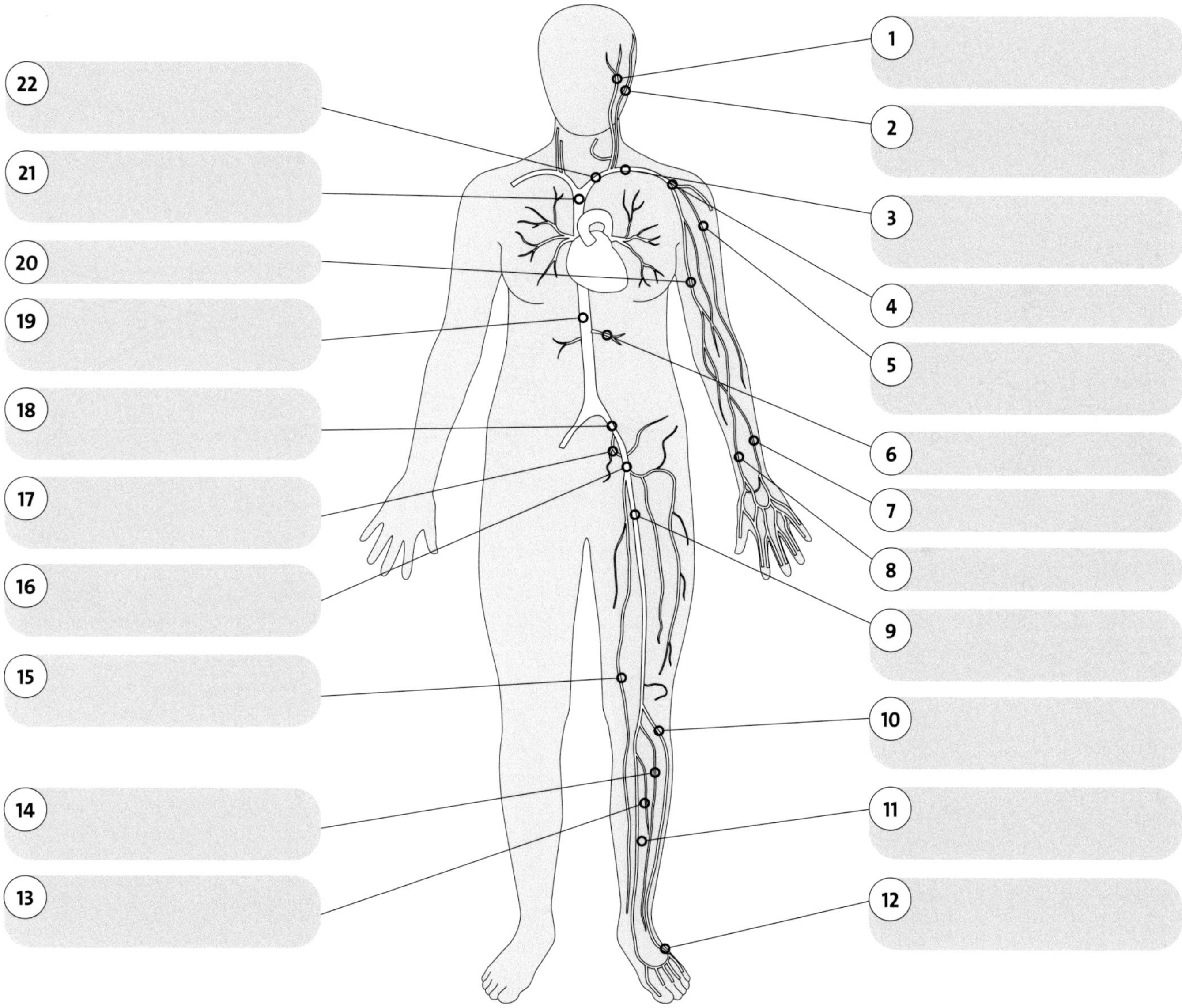

Funktionen kompakt
Die Venen des Körperkreislaufes transportieren das sauerstoffarme Blut von den Organen zum Herzen hin. Venen des Lungenkreislaufes transportieren sauerstoffreiches Blut zum Herzen hin.

Interessant zu wissen
Fast alle Körpervenen haben Venenklappen, bis auf die die Hohlvenen und fast alle Venen des Kopf-Halsbereiches. Venen werden als die Blutgefäße definiert, die zum Herzen hinziehen und das Blut zum Herzen hin transportieren. Welchen Sauerstoffgehalt das Blut hat, hat nichts mit der Bezeichnung zu tun.

Zeichenblatt 53: Wandschichten der Venen und Arterien

a) Beschriften **Sie die Strukturen der Venen und Arterien.**

b) Malen **Sie die Bereiche der Blutgefäße in den angegebenen Farben aus.**

Struktur	Farbe
Adventitia	Gelb
Media	Rot
Intima	Rosa
Venenklappen	Türkis
Lumen der Vene	Blau
Lumen der Arterie	Rot

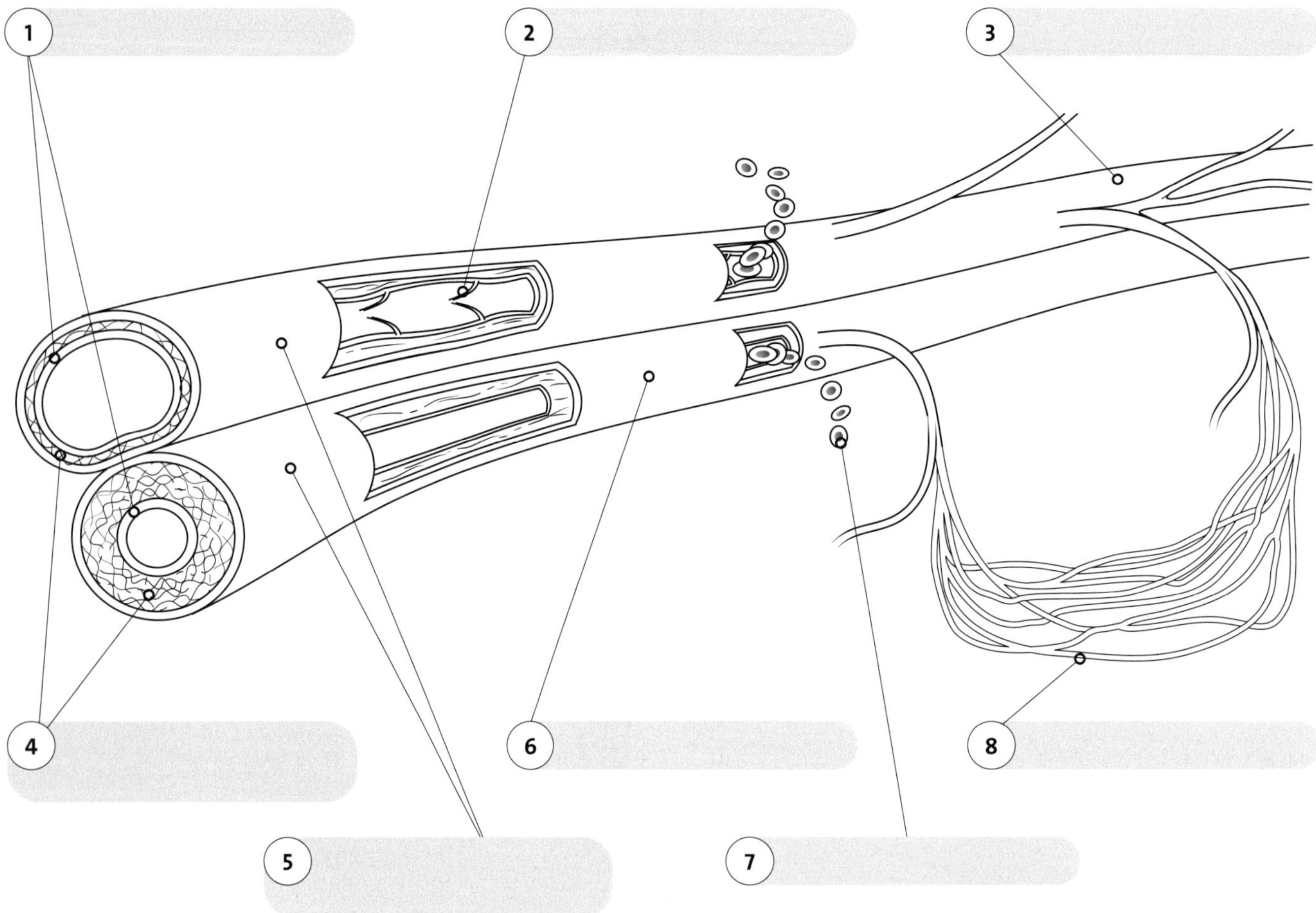

Funktionen kompakt

Blutgefäße transportieren das Blut durch den Körper. Je nach Lage des Gefäßes und nach seinen Aufgaben sind die Wandschichten unterschiedlich stark aufgebaut. Die meisten Körpervenen haben zusätzliche Venenklappen, die von der Intima ausgehen und einem Rückfluss des Blutes entgegenwirken.

Interessant zu wissen

Insgesamt beträgt die Länge aller Blutgefäße im Körper eines Erwachsenen ca. 100.000 km. Das Endothel wird aus dem Blutstrom direkt mit Sauerstoff und Nährstoffen versorgt. Für die Versorgung der Media und der Adventitia gibt es kleine Kapillaren, die Vasa privata („private Gefäße“ für die Eigenversorgung) genannt werden.

D Kognition und Wahrnehmung

Zeichenblatt 54: Auge

a) Beschriften **Sie die Strukturen des Auges.**
b) Malen **Sie die Bereiche des Auges in den angegebenen Farben aus.**

Struktur	Farbe
Aderhaut	Orange
Lederhaut	Weiß
Netzhaut	Violett
Iris	Ihre eigene Augenfarbe
Linse	Hellblau
Sehnerv	Gelb
Augenmuskeln	Rot

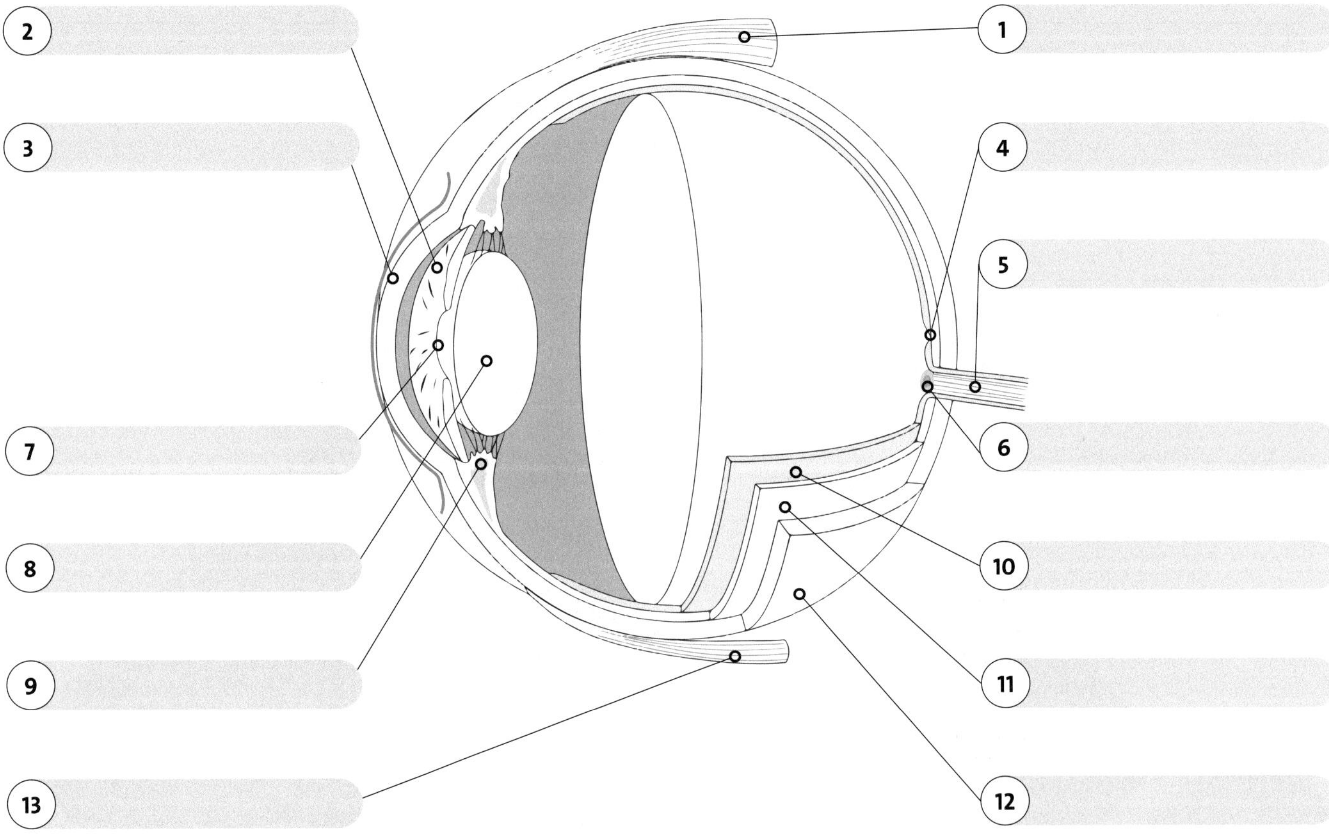

Funktionen kompakt
Das Auge ist das Sehorgan, es nimmt Lichtreize und optische Reize auf. Diese werden über den Sehnerv an das ZNS weitergeleitet.
Die Pupille reguliert den Lichteinfall, bei großer Helligkeit wird die Pupille eng und es dringt weniger Licht ein. Bei geringer Helligkeit wird die Pupille weit und es kann mehr Licht einfallen. Dieser Vorgang wird als Adaptation bezeichnet.
Die Linse reguliert die Lichtbrechung so, dass die zu sehenden Objekte als scharfes Abbild auf der Netzhaut abgebildet werden, dieser Vorgang heißt Akkomodation.
Der Zilliarapparat sorgt für den Spannungszustand der Linse.

Interessant zu wissen
Durch den Einfluss von Licht wird die Hormonproduktion/Melatoninproduktion der Zirbeldrüse/Epiphyse beeinflusst, die in der Nähe der Sehnervenkreuzung liegt.

Zeichenblatt 55: Netzhaut

a) Beschriften **Sie die Strukturen der Netzhaut.**
b) Malen **Sie die Bereiche der Netzhaut in den angegebenen Farben aus.**

Struktur	Farbe
Netzhaut	Gelb
Aderhaut	Rot
Arterien	Rot
Venen	Blau
Sehnerv	Gelb
Zapfen	Orange
Stäbchen	Blau

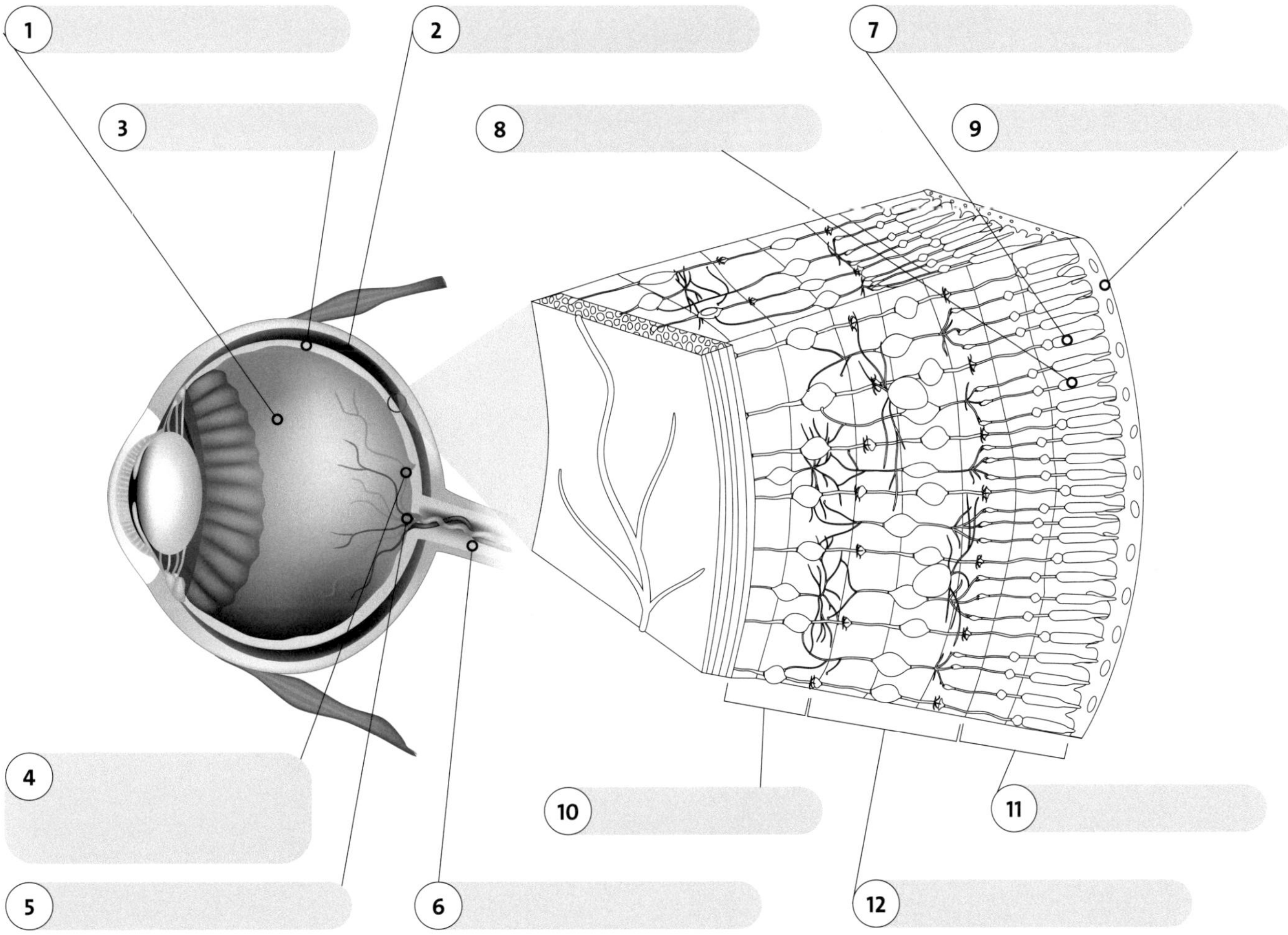

Funktionen kompakt
Die Netzhaut enthält die Sehrezeptoren: Stäbchen und Zapfen. Die Lichtreize werden aufgenommen und über die Schaltzellen zu den Nervenzellen und dann zum Sehnerv weitergeleitet.

Interessant zu wissen
Stäbchen reagieren sehr empfindlich auf Licht, können aber nur hell oder dunkel vermitteln. Es gibt drei verschiedene Sorten von Zapfen, diese reagieren auf das Licht der Wellenlängen rot, blau und grün. Darüber können über die Schalt- und Nervenzellen unterschiedliche Farben wahrgenommen werden. Bei einer Farbfehlsichtigkeit sind nur zwei Typen von Zapfen genetisch angelegt. Meist kann dann entweder Rot oder Grün nicht wahrgenommen werden.

Zeichenblatt 56: Schutzeinrichtungen des Auges

a) Beschriften **Sie die Strukturen des Auges.**

b) Malen **Sie die Bereiche des Auges in den angegebenen Farben aus.**

Struktur	Farbe
Tränendrüse	Beige
Tränengänge	Beige

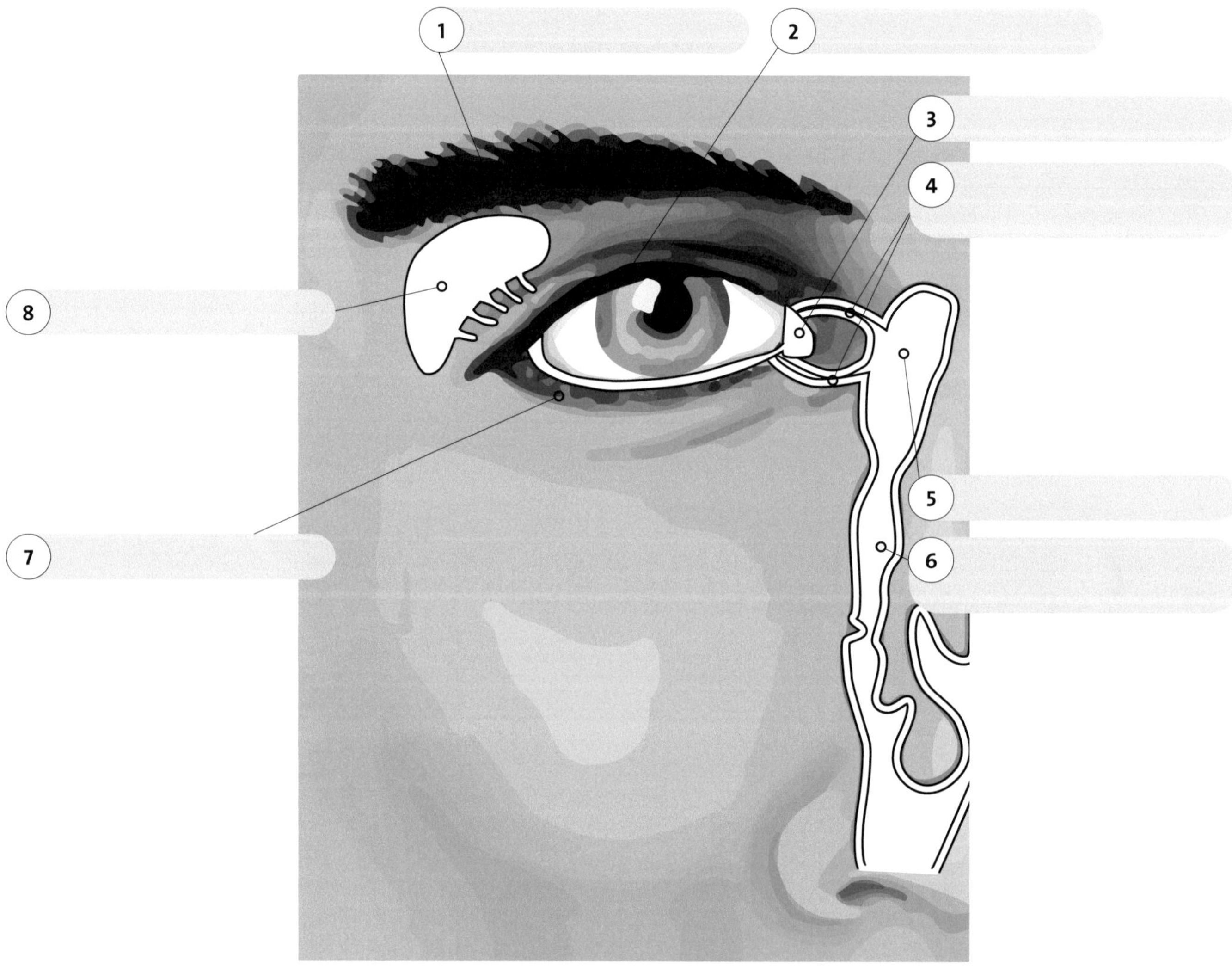

Funktionen kompakt

Die Tränendrüsen produzieren die Tränenflüssigkeit, die über die Tränengänge abfließt. Die Tränen befeuchten das Auge und dienen dem Schutz vor Austrocknung und Krankheitserregern. Die Augenmuskeln dienen der Bewegung der Augen.

Die Augenbrauen, Augenlider und Wimpern schützen die Augen vor mechanischen Einflüssen.

Interessant zu wissen

Beim emotionalen Weinen werden mit der Tränenflüssigkeit gleichzeitig Stresshormone ausgeschwemmt, dadurch wirkt Weinen beruhigend und entlastend. Ein starker Tränenfluss bei einer Reizung der Augen, wie beim Zwiebelschneiden, enthält hingegen keine erhöhte Hormonkonzentration.

Zeichenblatt 57: Augenmuskeln

a) Beschriften **Sie die in der Tabelle genannten Strukturen.**
b) Malen **Sie die Bereiche in den angegebenen Farben aus.**

Struktur	Farbe
Oberer Schräger Augenmuskel	Gelb
Unterer Schräger Augenmuskel	Rosa
Äußerer gerader Augenmuskel	Grün
Innerer gerader Augenmuskel	Rot
Oberer gerader Augenmuskel	Türkis
Unterer gerader Augenmuskel	Blau

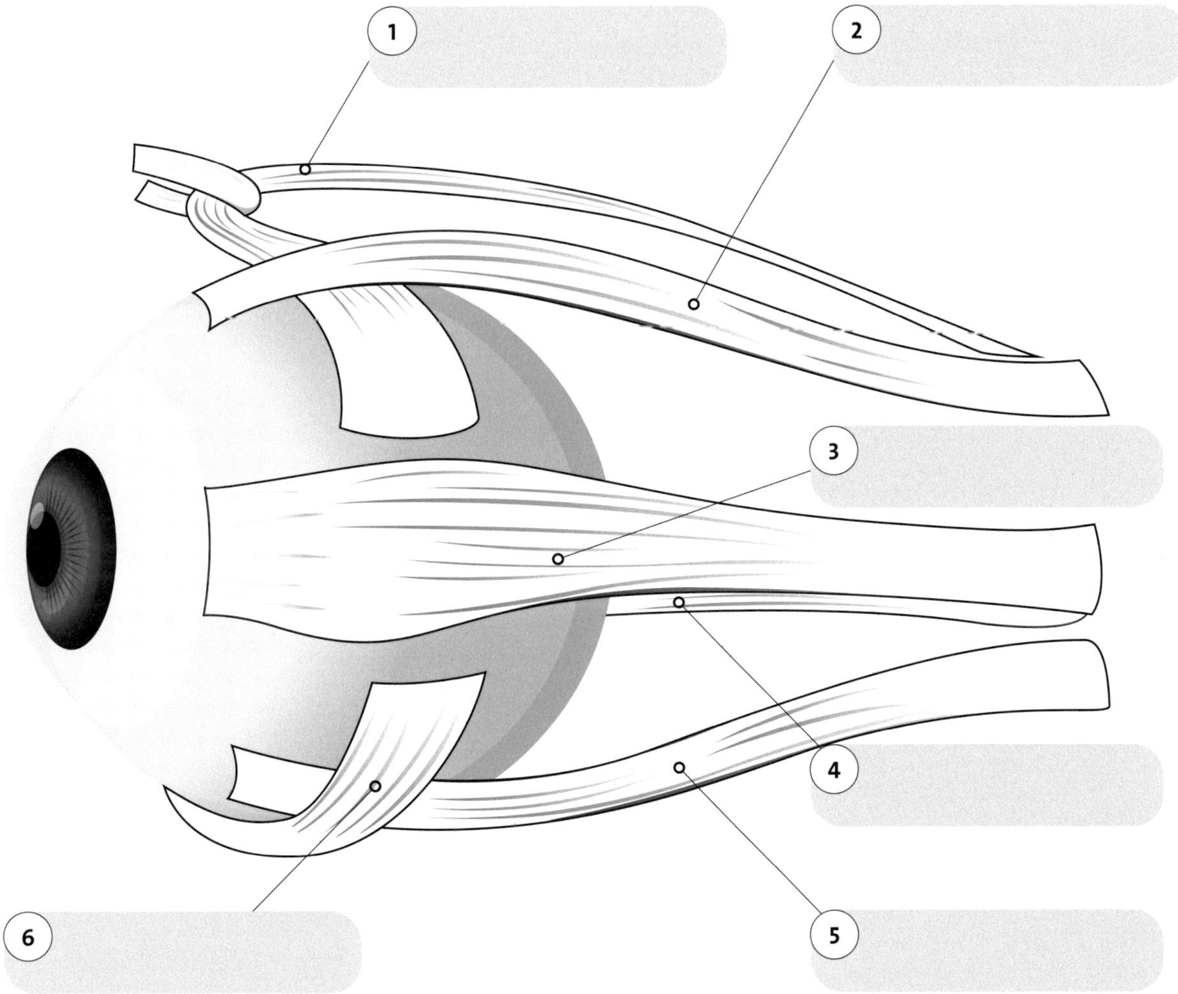

Funktionen kompakt
Die Augenmuskeln dienen der Bewegung der Augen.
Die geraden Augenmuskeln ermöglichen Augenbewegungen nach rechts, links, oben und unten. Die schrägen Augenmuskeln ermöglichen diagonale Bewegungen.

Interessant zu wissen
Alle Augenmuskeln gemeinsam lassen die Augen rollen. Dies ist eine eher seltene Augenbewegung, die geübt werden muss.

Zeichenblatt 58: Ohr

a) Beschriften **Sie die Strukturen des Ohrs.**

b) Malen **Sie die Bereiche des Ohrs in den angegebenen Farben aus.**

Struktur	Farbe
Ohrmuschel	In Ihrer eigenen Hautfarbe
Trommelfell	Violett
Gehörknöchelchen	Orange
Cochlea	Hellblau
Labyrinth	Dunkelblau
Hör-Gleichgewichtsnerv	Gelb

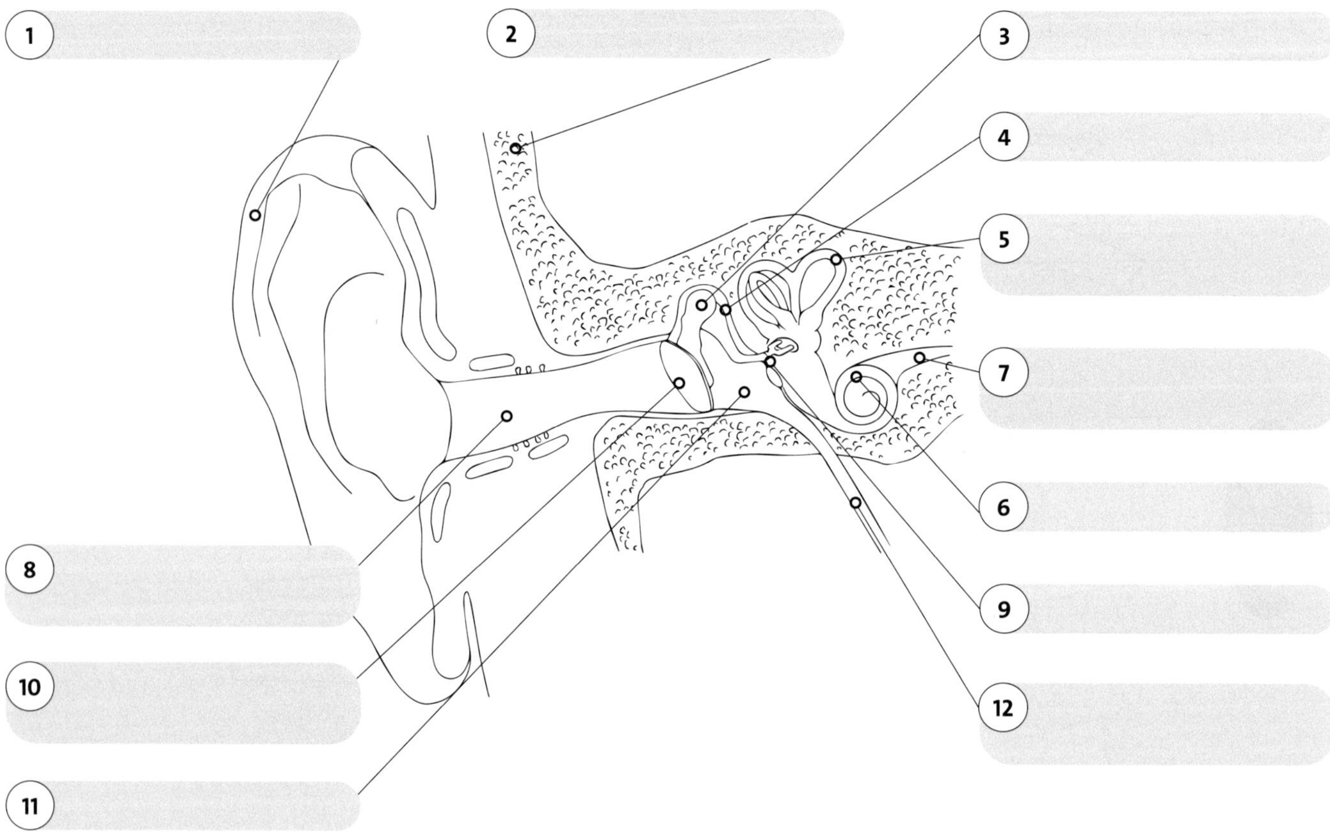

Funktionen kompakt

Das Ohr dient der Aufnahme und Weiterleitung von Tönen und Geräuschen, es ist das Hörorgan. Die Ohrmuschel dient dem Richtungshören. Das Trommelfell und die Gehörknöchelchen verstärken den Schall. In der Schnecke/Cochlea wird der Hörreiz an den Hörnerv übermittelt. Die Bogengänge und die Vorhofsäckchen dienen dem Gleichgewichtssinn.

Interessant zu wissen

Die Cerumendrüsen des äußeren Gehörgangs bilden das Cerumen, den Ohrenschmalz. Die Zusammensetzung des Cerumens ist genetisch bedingt. Die Konsistenz reicht von cremig bis trocken krümelig.

Zeichenblatt 59: Riechregion in der oberen Nasenmuschel

a) Beschriften **Sie die Strukturen der Riechregion in der oberen Nasenmuschel.**
b) Malen **Sie die Bereiche der oberen Nasenmuschel in den angegebenen Farben aus.**

Struktur	Farbe
Schädelknochen	Beige
Riechnerv	Gelb
Zunge	Rot

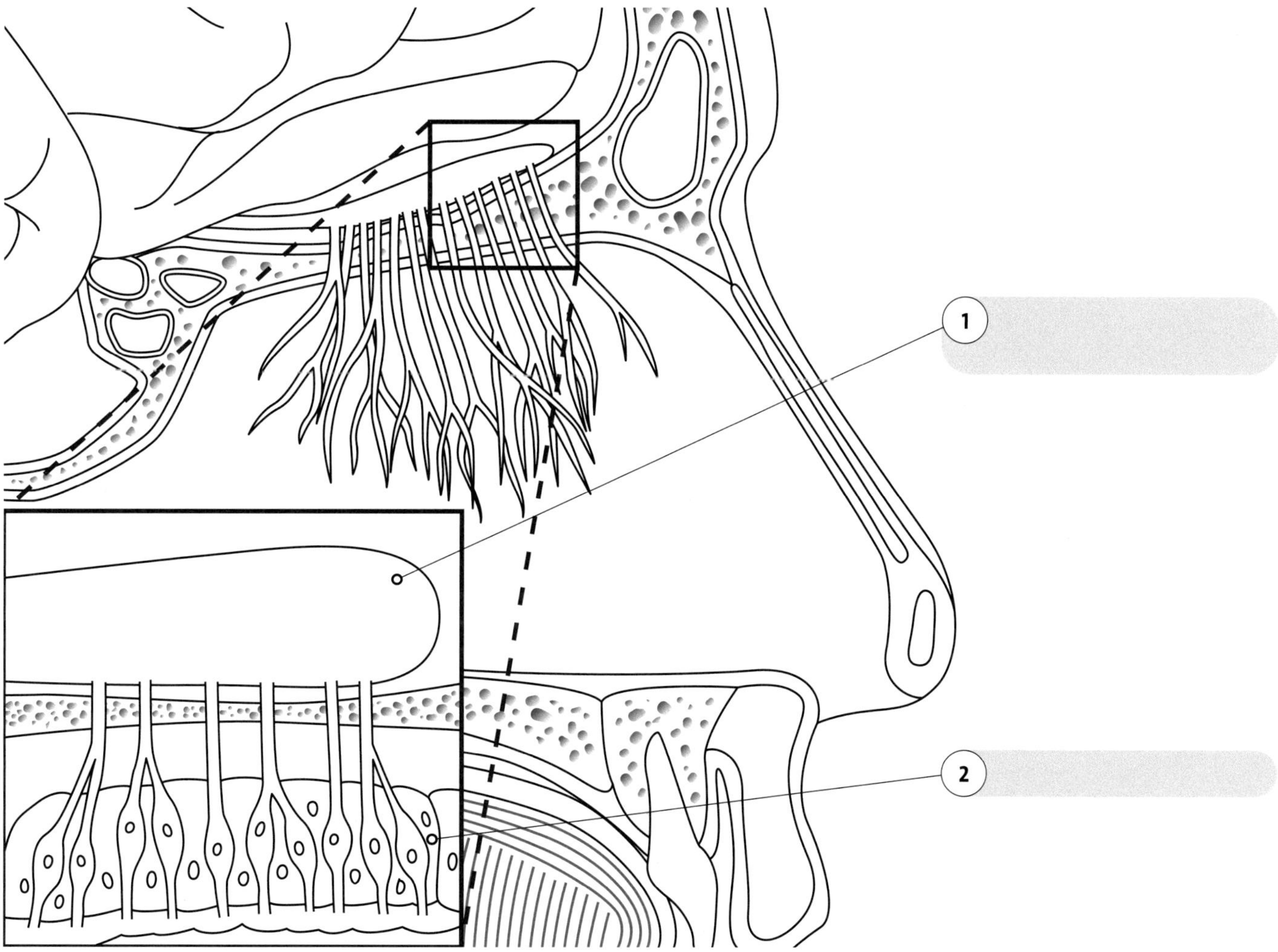

Funktionen kompakt
Das primäre Riechzentrum und die Duftrezeptoren gehören zum Riechnerv/N. olfactorius. Aromen in der Atemluft und im Rachenraum werden von den Duftrezeptoren wahrgenommen und über den Riechnerv an das ZNS weitergeleitet und dort verarbeitet.

Interessant zu wissen
Der Geruchs- und Geschmackssinn kann durch verschiedene Faktoren beeinflusst werden. Dazu gehören u. a. Verletzungen des Kopfes, Medikamentennebenwirkungen und Viruserkrankungen, z. B. eine Infektion mit COVID-19.

Zeichenblatt 60: Hirnhäute und Liquor

a) Beschriften **Sie die Strukturen des Gehirns.**

b) Malen **Sie die Bereiche des Gehirns in den angegebenen Farben aus.**

Struktur	Farbe
Liquor	Hellblau
Gehirn	Beige
Rückenmark	Gelb
Harte Hirnhaut	Rot
Weiche Hirnhaut	Grün
Hirnblutleiter	Blau

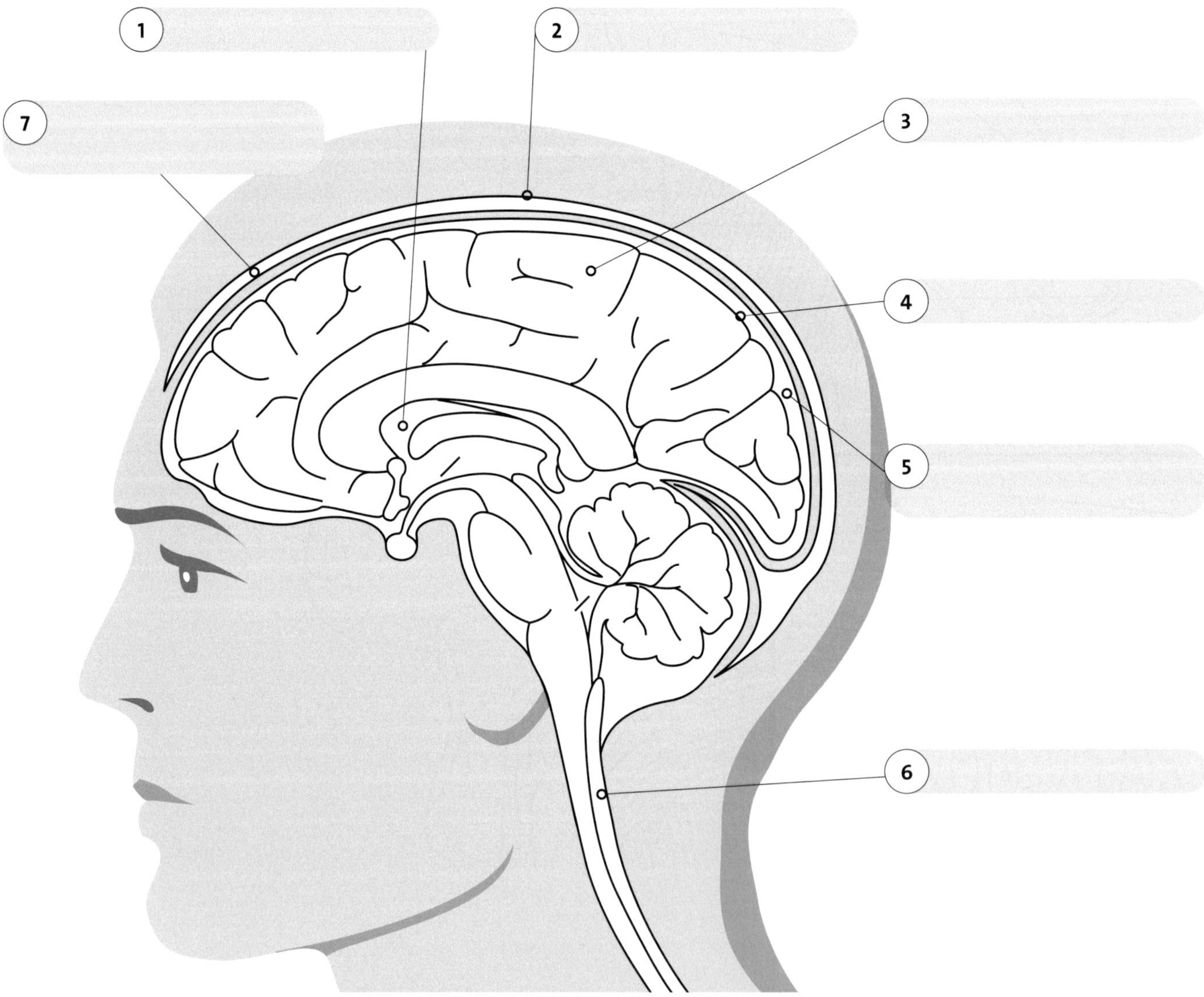

Funktionen kompakt

Der Liquor umfließt das Gehirn und das Rückenmark. Er dient dem physikalischen Schutz des ZNS. Die Blut-Liquor-Schranke lässt nur kleine Moleküle passieren und schützt das Gehirn dadurch.

Interessant zu wissen

Ein geringer Teil des Liquors gelangt ins Gehirn und dient dem Abtransport von Stoffwechselendprodukten.

Zeichenblatt 61: Strukturen des Gehirns

a) Beschriften **Sie die Strukturen des Gehirns.**

b) Malen **Sie die Bereiche des Gehirns in den angegebenen Farben aus.**

Struktur	Farbe
Großhirn	Beige
Balken	Weiß
Zwischenhirn	Violett
Mittelhirn	Hellgrün
Brücke	Rosa
Verlängertes Mark	Gelb
Kleinhirn	Blau

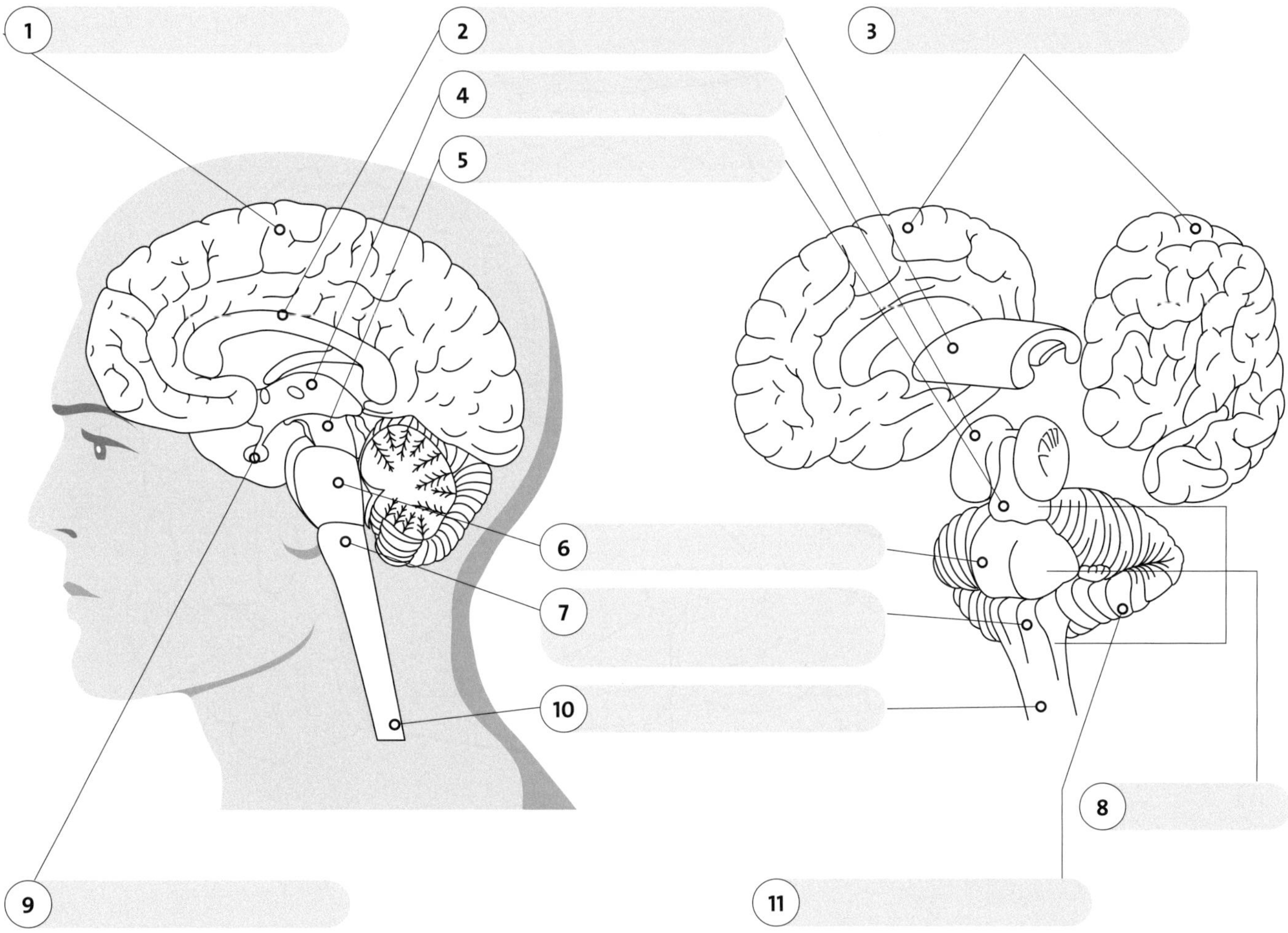

Funktionen kompakt
Gehirn und Rückenmark bilden zusammen das zentrale Nervensystem. Es ist das zentrale Steuerorgan unseres Lebens.
Im Gehirn befindet sich die Grundlage der Kommunikation, der Selbsterkenntnis, des Denkens und der Persönlichkeit.

Interessant zu wissen
Das Gehirn ist seit der Antike Gegenstand der Forschung, allerdings konnten erst ab dem 19. Jahrhundert aufgrund systematischer experimenteller Forschung umfassende Theorien über die Funktionen des Gehirns aufgestellt und bewiesen werden. Inzwischen erfolgt ein großer Teil der Hirnforschung nichtinvasiv.

Zeichenblatt 62: Gehirnlappen

a) Beschriften **Sie die Strukturen des Gehirns.**
b) Malen **Sie die Bereiche des Gehirns in den angegebenen Farben aus.**

Struktur	Farbe
Stirnlappen	Violett
Scheitellappen	Gelb
Schläfenlappen	Blau
Hinterhauptslappen	Orange

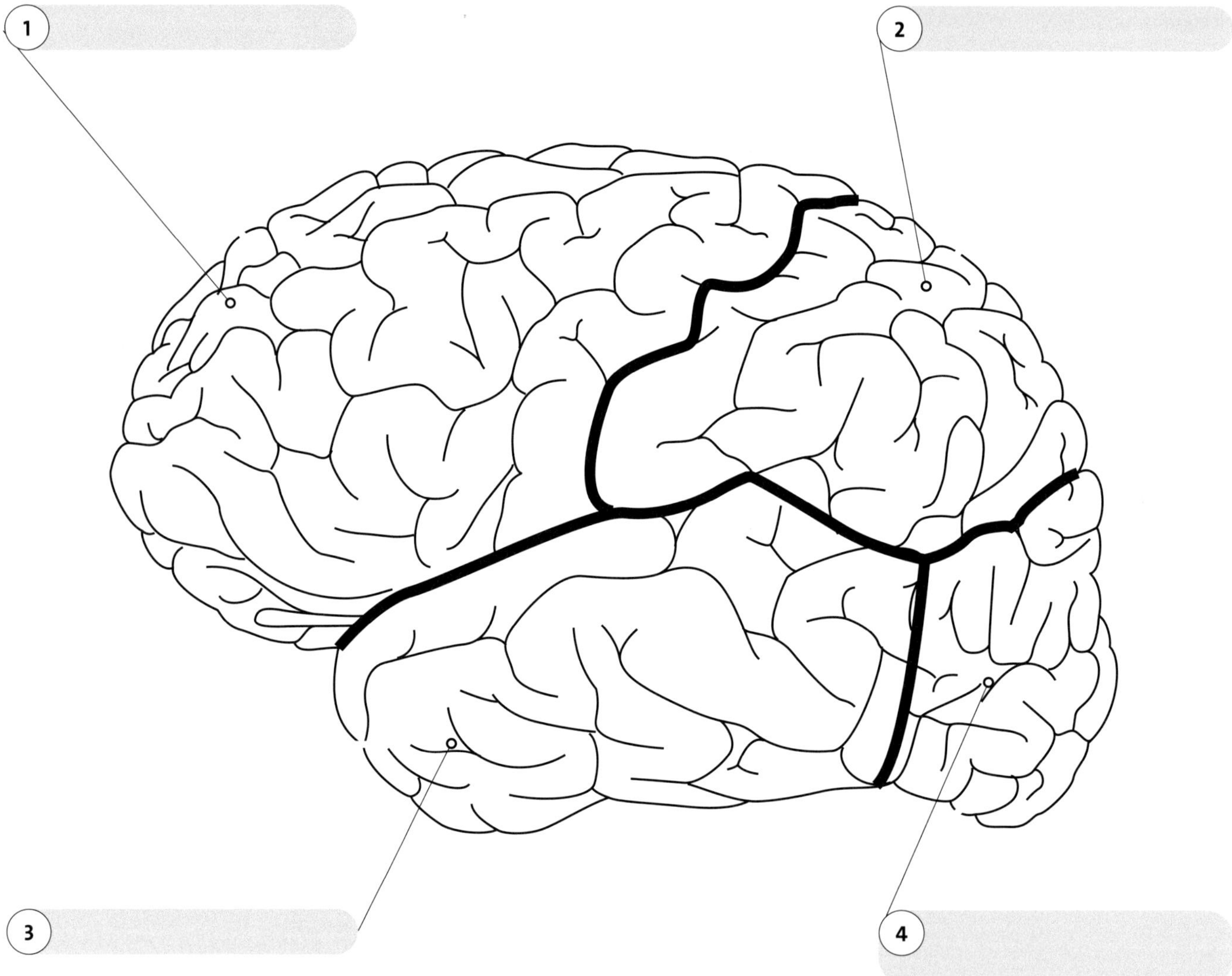

Funktionen kompakt
Jede Hemisphäre kann in die vier Lappen unterteilt werden. Die Hirnrinde ist stark gefurcht und zwischen den einzelnen Lappen befinden sich besonders deutliche Furchen.

Interessant zu wissen
Die moderne Hirnforschung beschäftigt sich mit den Funktionen auf den einzelnen Rindenfeldern. Bei einer Untersuchung mit der funktionellen Magnetresonanztomografie (fMRT) wird die Hirnaktivität in Echtzeit beobachtet, während dem Probanden bestimmte Denkaufgaben gestellt werden. Im fMRT wird die veränderte Durchblutung dargestellt. So können den Hirnarealen verschiedene Funktionen zugeordnet werden.

Zeichenblatt 63: Großhirnfelder

a) Beschriften **Sie die Strukturen des Großhirns.**
b) Malen **Sie die Bereiche des Großhirns in den angegebenen Farben aus.**

Struktur	Farbe
Broca-Areal	Rot
Motorische Rindenfelder	Violett
Hörzentrum	Türkis
Somatosensorische Rindenfelder	Blau
Wernicke-Areal	Rosa
Sehrinde	Gelb

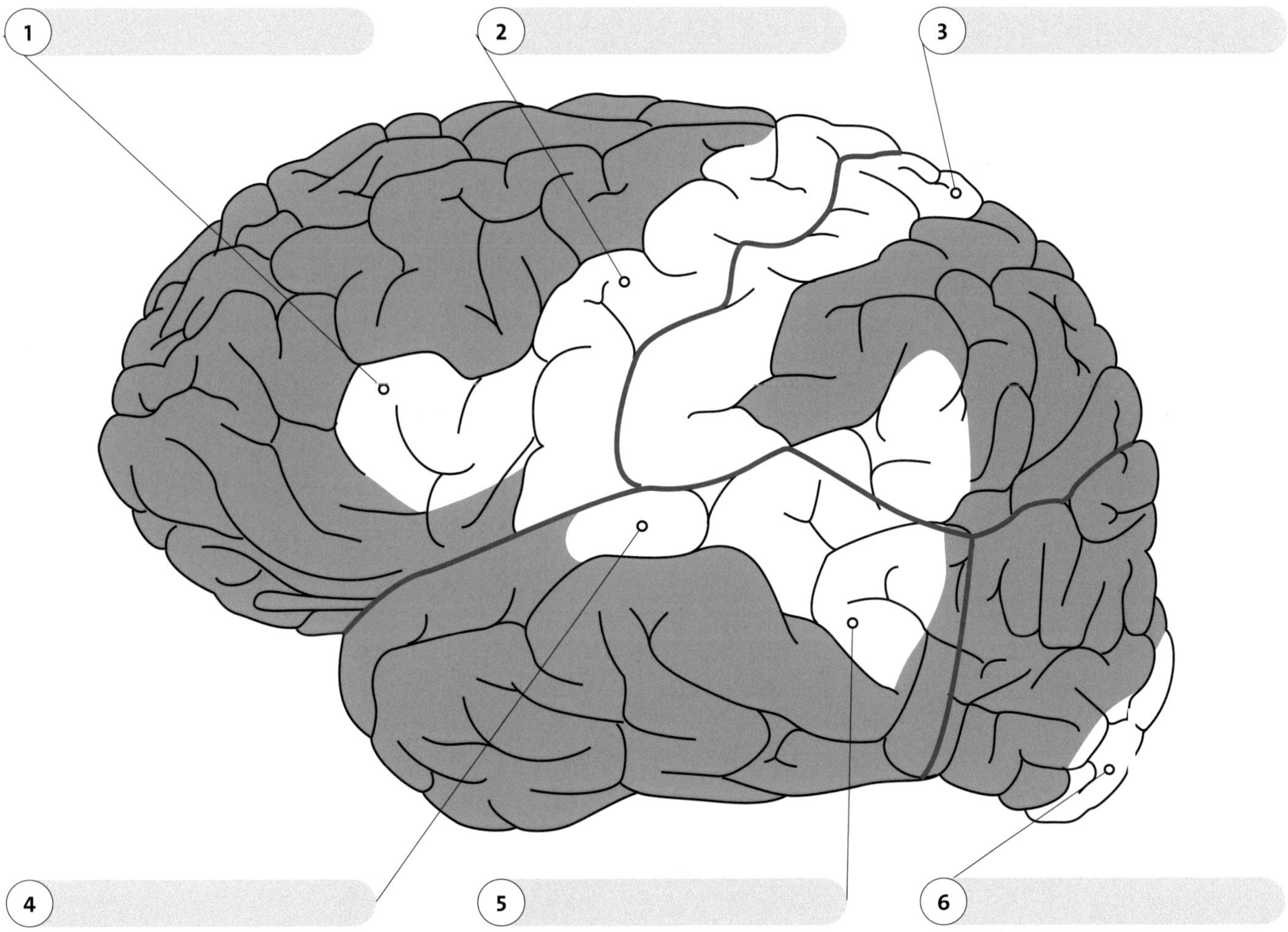

Funktionen kompakt
Auf den somatosensorischen Rindenfeldern werden die einzelnen sensorischen Eindrücke des Körpers verarbeitet. Auf den motorischen Rindenfeldern werden motorische Impulse generiert. Das Broca-Areal dient der Sprachproduktion. Das Wernicke-Areal der Sprachverarbeitung. Auf der Sehrinde werden die optischen Eindrücke verarbeitet.

Interessant zu wissen
Die Erforschung der Rindenfelder erfolgte lange Zeit über die Auswertung von Ausfallerscheinungen nach Verletzungen oder Zerstörung von einzelnen Hirnregionen.

Zeichenblatt 64: Zwischenhirn und Hirnstamm

a) Beschriften **Sie die Strukturen des Gehirns.**

b) Malen **Sie die Bereiche des Gehirns in den angegebenen Farben aus.**

Struktur	Farbe
Zwischenhirn	Violett
Hypophyse	Schwarz umrandet
Hirnstamm	Schwarz umrandet
Mittelhirn	Grün
Brücke	Rosa
Verlängertes Mark	Gelb

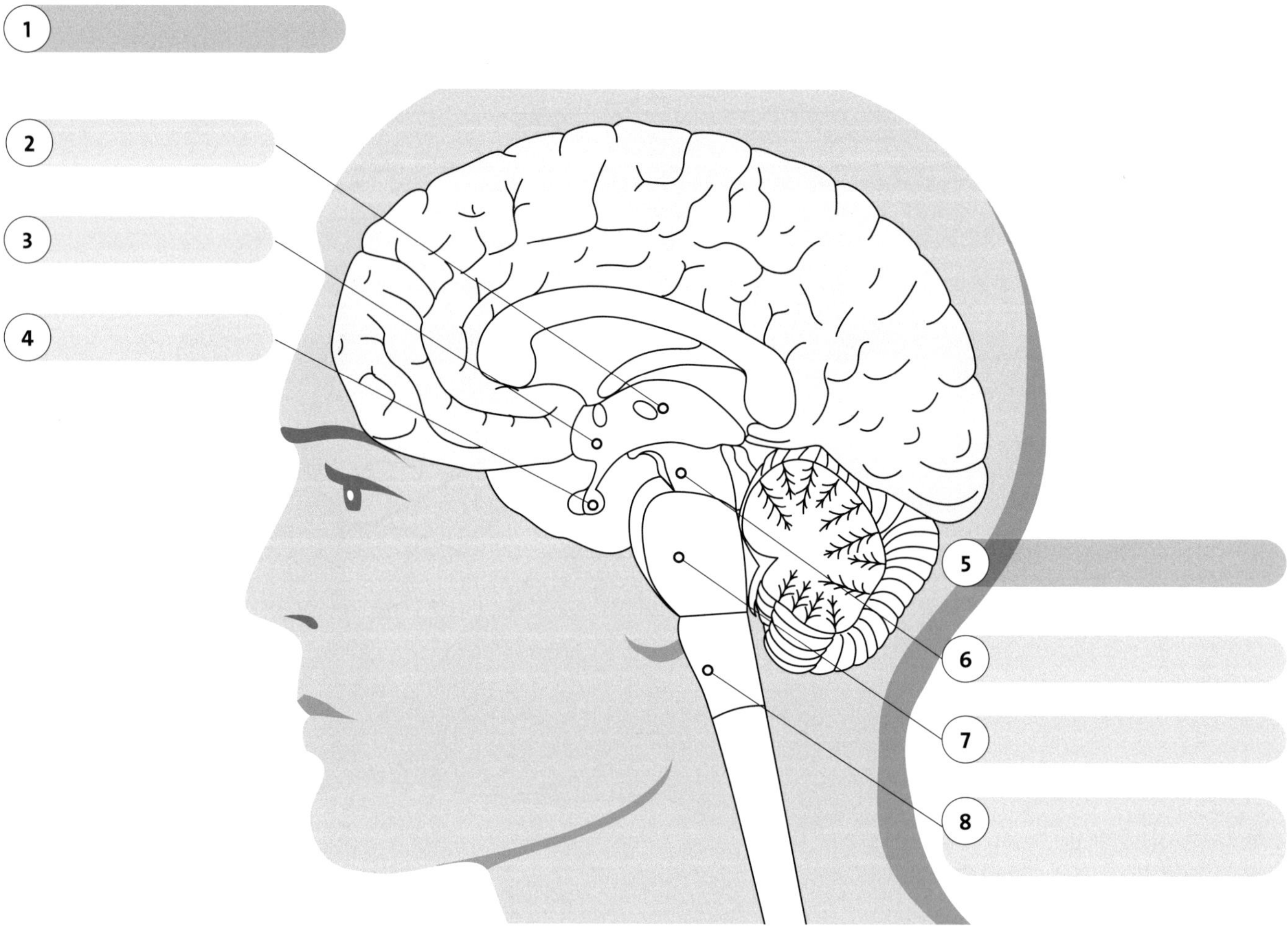

Funktionen kompakt

Das Zwischenhirn ist eine wichtige Schaltstelle zwischen Großhirn und Hirnstamm. Es spielt eine wichtige Rolle bei der Entstehung von Emotionen.

Im Stammhirn befinden sich wichtige Regulationszentren für die Atmung und Herzkreislaufsystem.

Interessant zu wissen

Emotionen sind lebenswichtige Reaktionen auf die Umwelt. Für die Entstehung von Furcht z. B. gibt es zwei Reaktionswege: Einen schnellen unbewussten Weg über die Amygdala, der zur schnellen Reaktion auf eine Gefahrensituation dient, und einen langsameren bewussten Weg über den Hippokampus, der eine Beschreibung und bewusste Bewertung der Situation ermöglicht.

Zeichenblatt 65: Cauda equina

a) Beschriften **Sie die Strukturen der Cauda equina.**

b) Malen **Sie die Bereiche der Cauda equina in den angegebenen Farben aus.**

Struktur	Farbe
Rückenmark	Beige
Periphere Nervenfasern	Gelb

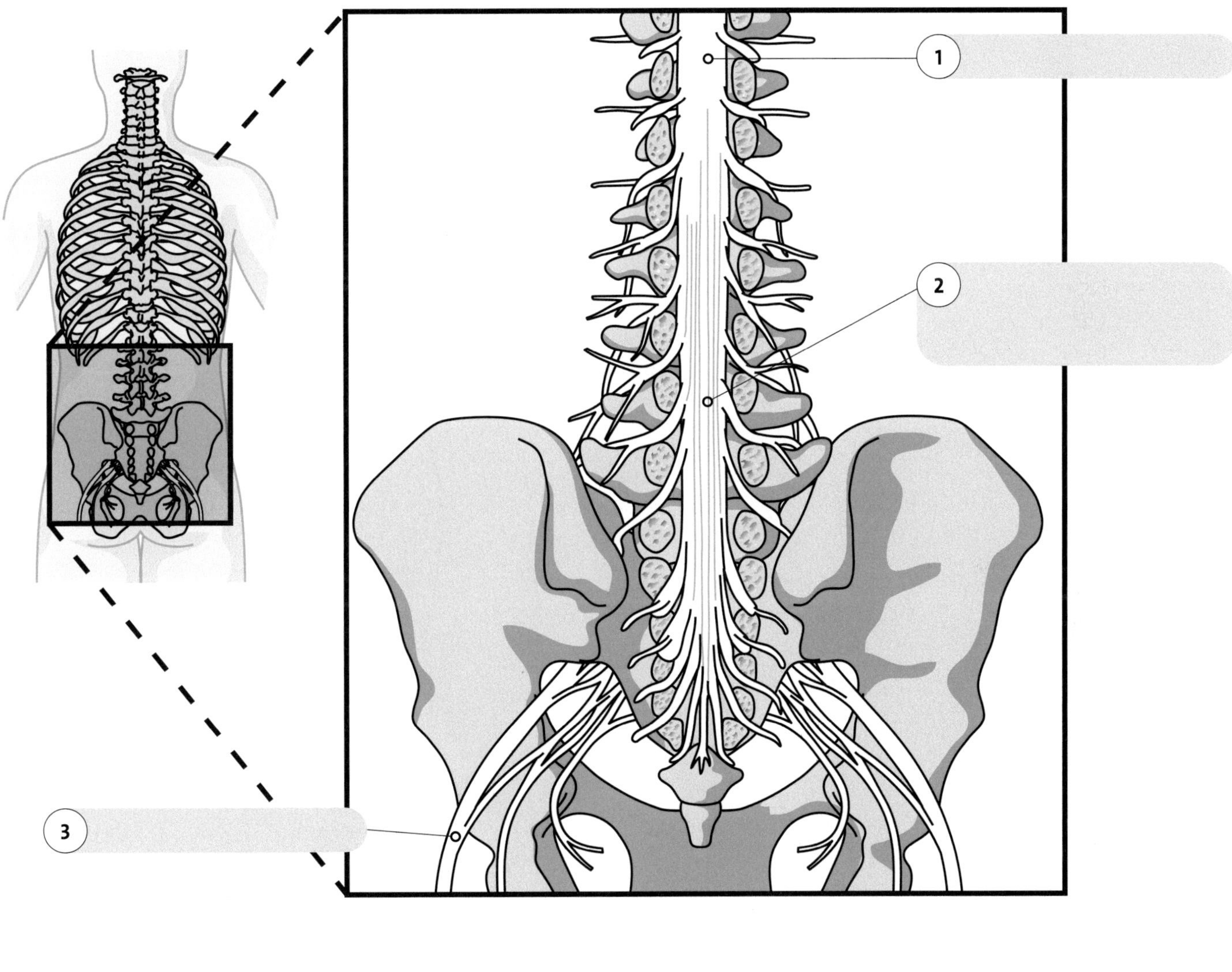

Funktionen kompakt

Die Cauda equina gehört zum peripheren Nervensystem. Es handelt sich um ein Bündel von Nervenfasern, die segmentweise den Wirbelkanal verlassen und zu den Urogenitalorganen und den unteren Extremität ziehen.

Interessant zu wissen

Der Ischiasnerv bereitet häufig Probleme, die Bewegung ist eingeschränkt und die Patienten leiden unter starken Schmerzen. Ursache kann ein Bandscheibenvorfall sein, es kann aber auch eine muskuläre Verspannung sein, die aufgrund falscher und einseitiger Bewegungsmuster entsteht.

Zeichenblatt 66: Dermatome

a) Beschriften **Sie die Strukturen der Dermatome.**
b) Malen **Sie die Bereiche der Dermatome in den angegebenen Farben aus.**

Struktur	Farbe
Dermatome des Halsmarks	Blau
Dermatome des Brustmarks	Grün
Dermatome des Lendenmarks	Violett
Dermatome des Sakralmarks	Gelb

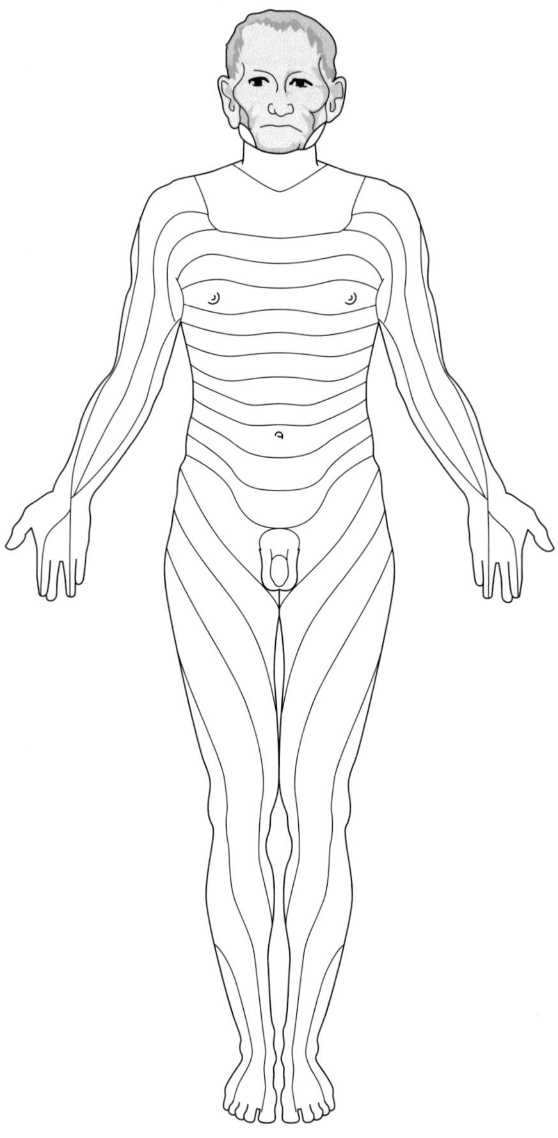

C = Halsmark
Th = Brustmark
L = Lendenmark
S = Steißmark

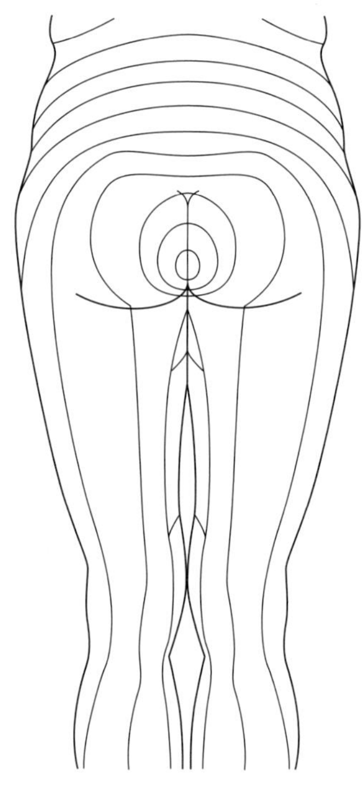

Funktionen kompakt
Dermatome sind Bereich der Rumpfhaut, die sensible Empfindungen an bestimmte Segmente des Rückenmarks leiten.
Analog zu den Dermatomen erfolgt die motorische Innervation der Bereiche je nach Rückenmarkssegment.

Interessant zu wissen
Im Fall einer Querschnittlähmung können die sensiblen Empfindungen der entsprechenden Dermatome nicht mehr im ZNS verarbeitet werden, die motorische Innervation ist ebenfalls unterbrochen.

Zeichenblatt 67: Rückenmark und Rückenmarkshäute

a) Beschriften **Sie die Strukturen des Rückenmarks.**
b) Malen **Sie die Bereiche des Rückenmarks in den angegebenen Farben aus.**

Struktur	Farbe
Sensible Nervenfasern	Grün
Motorische Nervenfasern	Rot
Fasern der Pyramidenbahn	Rot
Graue Substanz	Grau
Pia mater	Rosa
Liquor	Hellblau
Arachnoidea	Violett
Dura mater	Gelb
Spinalnerven	Gelb

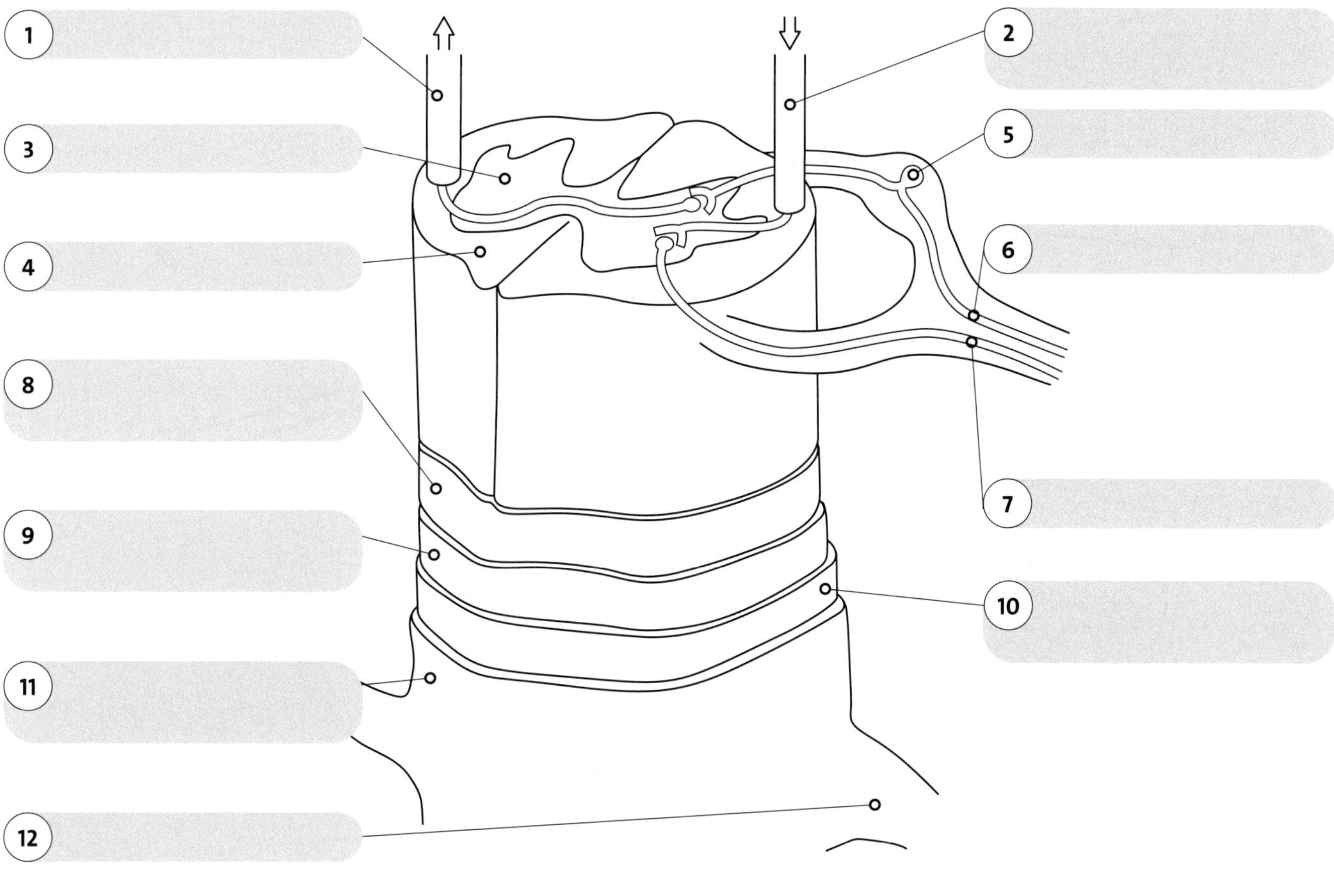

Funktionen kompakt
Das Rückenmark dient der Weiterleitung von Reizen. Über den Reflexbogen werden Reflexe im Rückenmark autonom ausgelöst.

Interessant zu wissen
Das Rückenmark ist schmetterlingsförmig aufgebaut. Der schmalere Teil wird als Hinterhorn bezeichnet, dort mündet das afferente/sensible Neuron. Der breitere Teil wird als Vorderhorn bezeichnet, dort tritt das efferente/motorsiche Neuron aus. Vom Seitenhorn gehen die autonomen Fasern des Sympathikus aus.

Zeichenblatt 68: Lumbalpunktion

a) Beschriften **Sie die Bereiche der Wirbelsäule.**

b) Malen **Sie die Strukturen der Wirbelsäule in den angegebenen Farben aus.**

Struktur	Farbe
Harte Rückenmarkshaut	Rot
Liquorraum	Hellblau
Rückenmarksnerven	Gelb
Wirbelkörper	Beige
Dornfortsätze	Beige
Fasermantel der Bandscheibe	Blau
Gallertkern der Bandscheibe	Grau

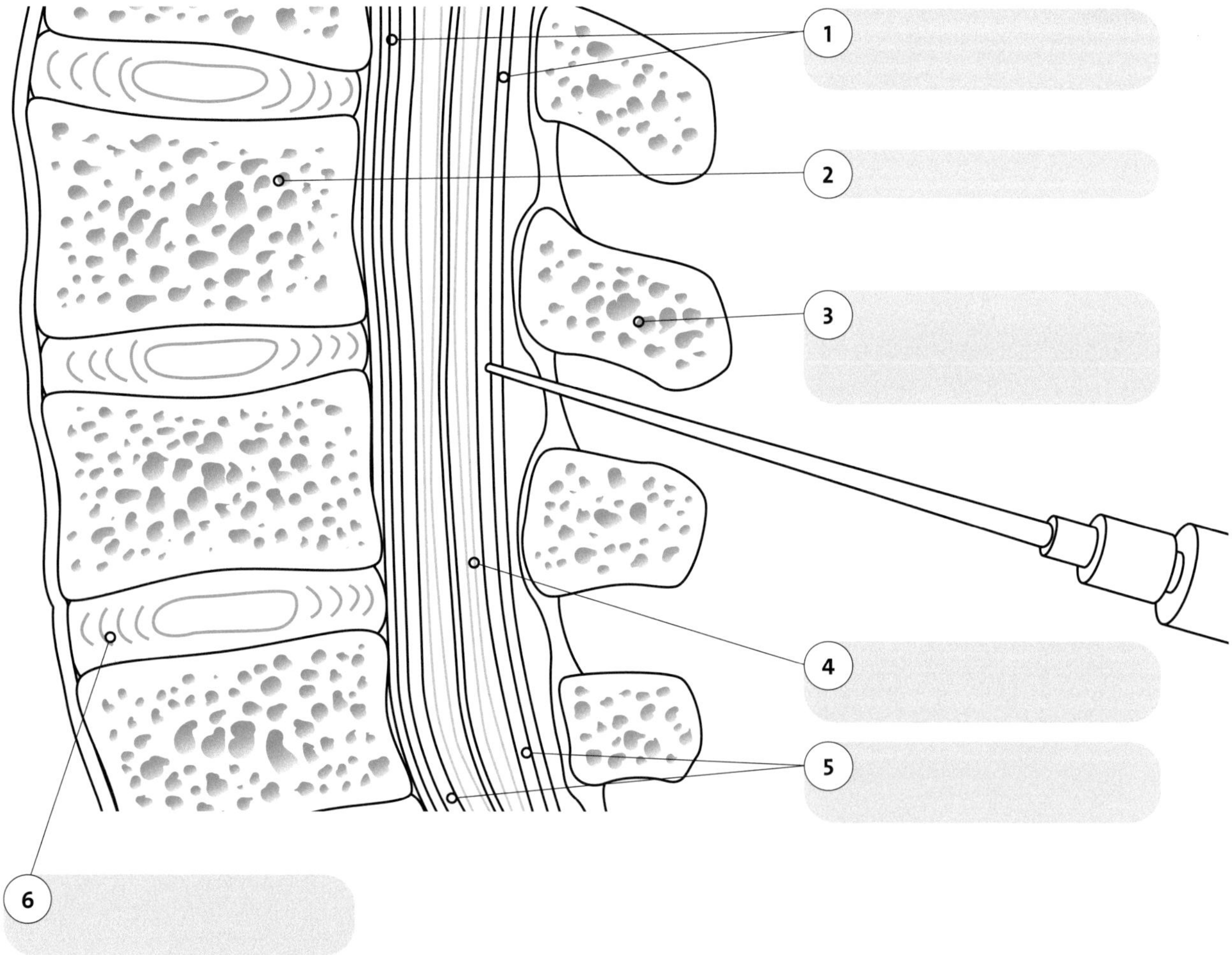

Funktionen kompakt

Bei einer Lumbalpunktion wird Liquor zu diagnostischen Zwecken aus dem Duralsack entnommen. Dieser enthält kein Rückenmark, sondern die Cauda equina, also die Rückenmarksnerven. Der Duralsack wird von der harten Hirnhaut gebildet und enthält Liquor.

Interessant zu wissen

Bei einer Lumbalpunktion ist recht deutlich der Widerstand der Dura mater zu spüren, ist diese mit der Kanüle durchdrungen, kann der Liquor gewonnen werden. Die Lumbalpunktion ist Aufgabe einer Ärztin/eines Arztes.

Zeichenblatt 69: Hirnnerven

a) Beschriften **Sie die Strukturen des peripheren Nervensystems.**

b) Malen **Sie die Bereiche des peripheren Nervensystems in den angegebenen Farben aus.**

Struktur	Farbe
Sensible Nervenstränge	Hellgrün
Sensorische Nervenstränge	Dunkelgrün
Motorische Nervenstränge	Rot

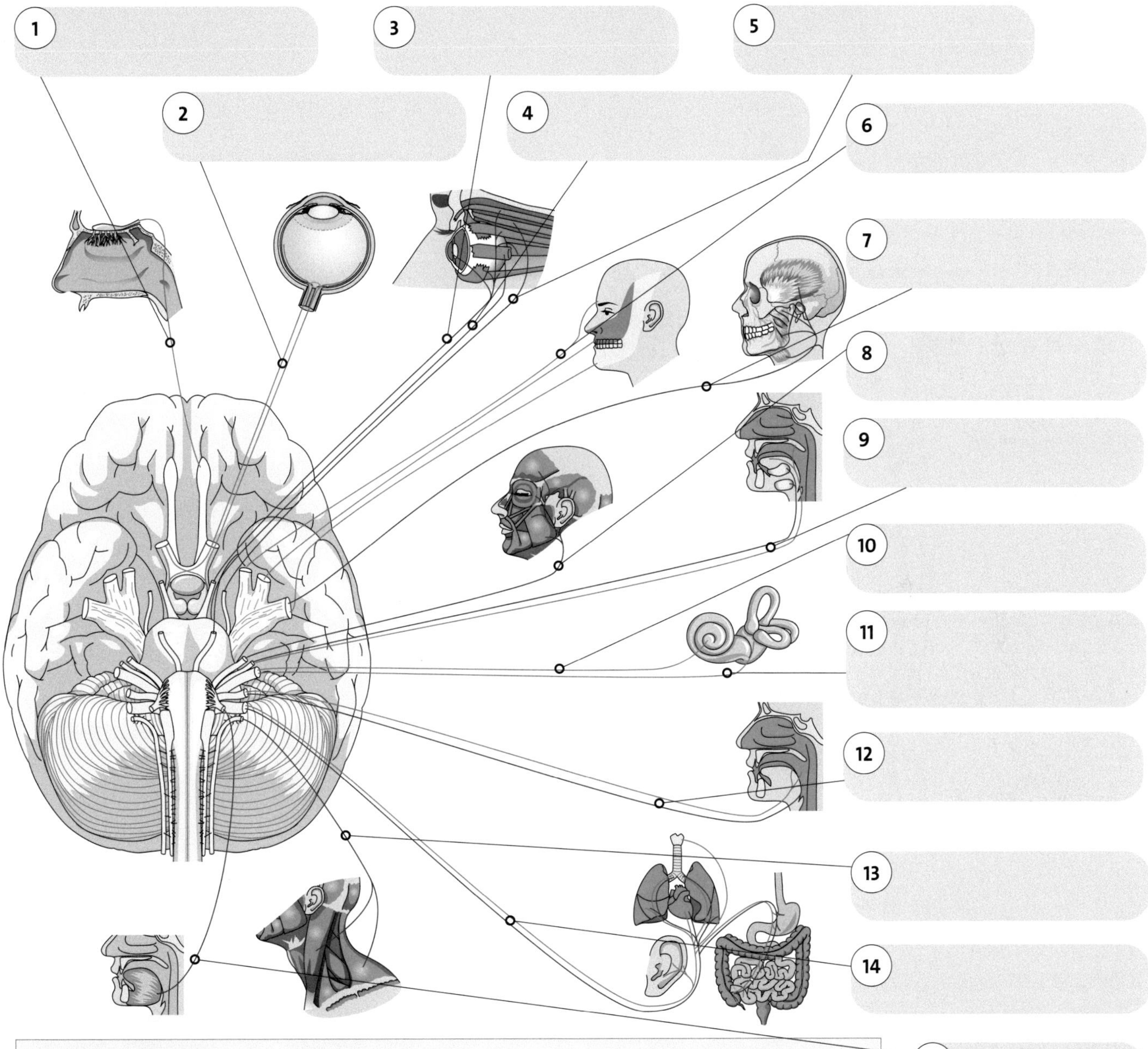

Funktionen kompakt

Die Hirnnerven gehören zum peripheren Nervensystem und vermitteln Informationen zwischen dem ZNS und den Organen des Kopf-/Halsbereiches.
Der N. vagus ist Teil des vegetativen Nervensystems und innerviert die inneren Organe des Brust- und Bauchbereiches.

Interessant zu wissen

Die Anteile der Hirnnerven können rein motorisch (die Bewegung betreffend), rein sensorisch (die Sinnesorgane, also einen speziellen Sinn betreffend) oder sensibel (empfindungsfähig im Allgemeinen) oder auch gemischt motorisch-sensorisch oder motorisch-sensibel sein.

Zeichenblatt 70: Vegetatives Nervensystem

a) Beschriften **Sie die Strukturen des vegetativen Nervensystems.**

b) Malen **Sie die Bereiche des vegetativen Nervensystems in den angegebenen Farben aus und tragen Sie in den zugehörigen Kreisen + oder – ein.**

Struktur	Farbe
Anregung	Grün und mit +
Hemmung	Rot und mit –

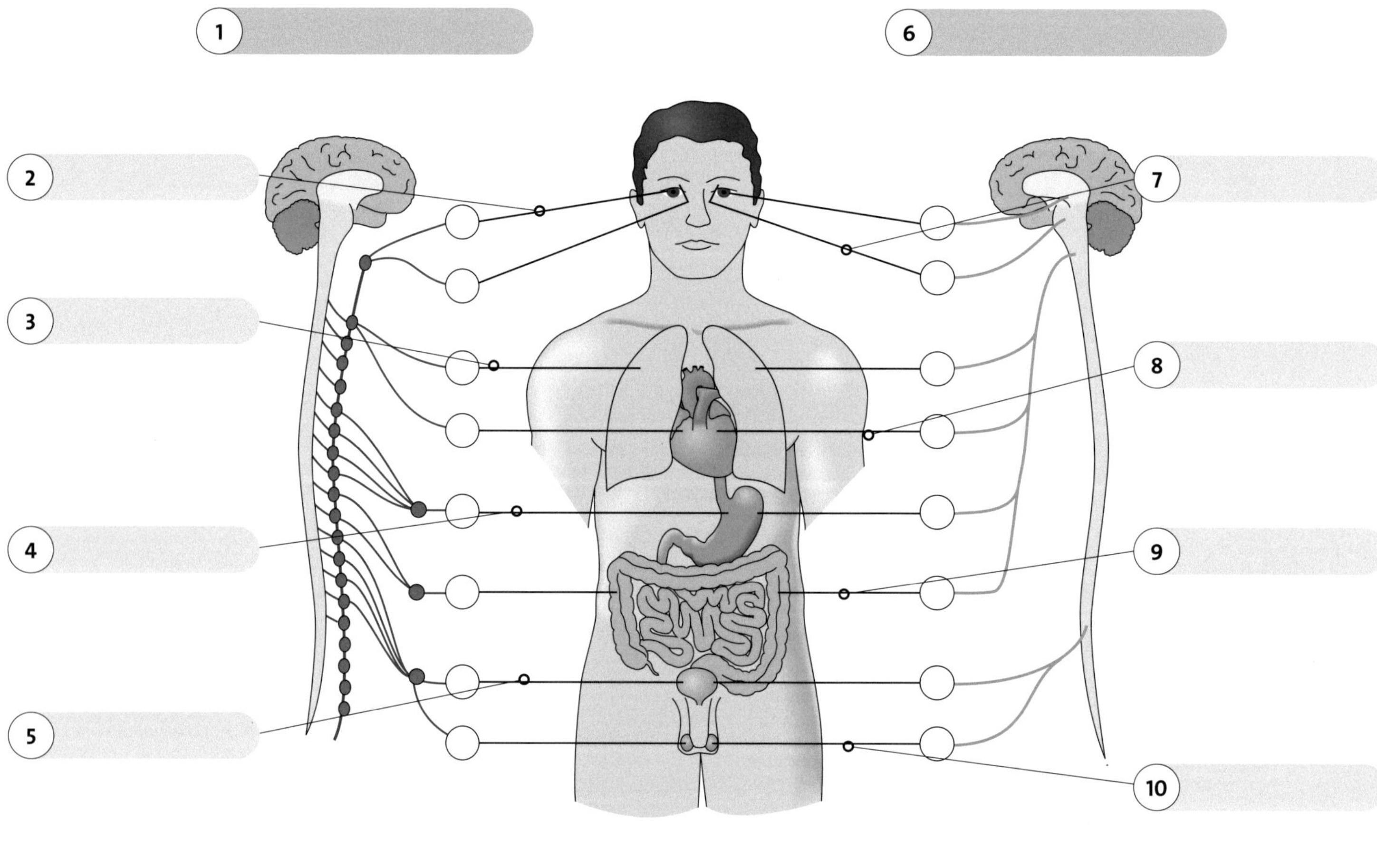

Funktionen kompakt

Das vegetative Nervensystem steuert autonom die Funktion der lebenswichtigen Organe.
Der Sympathikus aktiviert die Körperfunktionen, die Wachheit und Leistungsfähigkeit ermöglichen.
Der Parasympathikus ist sein Gegenspieler und ermöglicht die Regeneration; er fördert die Arbeit der Stoffwechselorgane.

Interessant zu wissen

Die Fasern des sympathischen Grenzstranges entspringen dem Seitenhorn des Rückenmarks.

Zeichenblatt 71: Neuron

a) Beschriften **Sie die Strukturen des Neurons.**
b) Malen **Sie die Bereiche des Neurons in den angegebenen Farben aus.**
c) Zeichnen **Sie die Richtung der Reizweiterleitung rot ein.**

Struktur	Farbe
Dendriten	Grün
Zellkörper	Orange
Axon	Gelb
Schwann-Zellen	Hellblau
Präsyanptische Endigungen	Violett

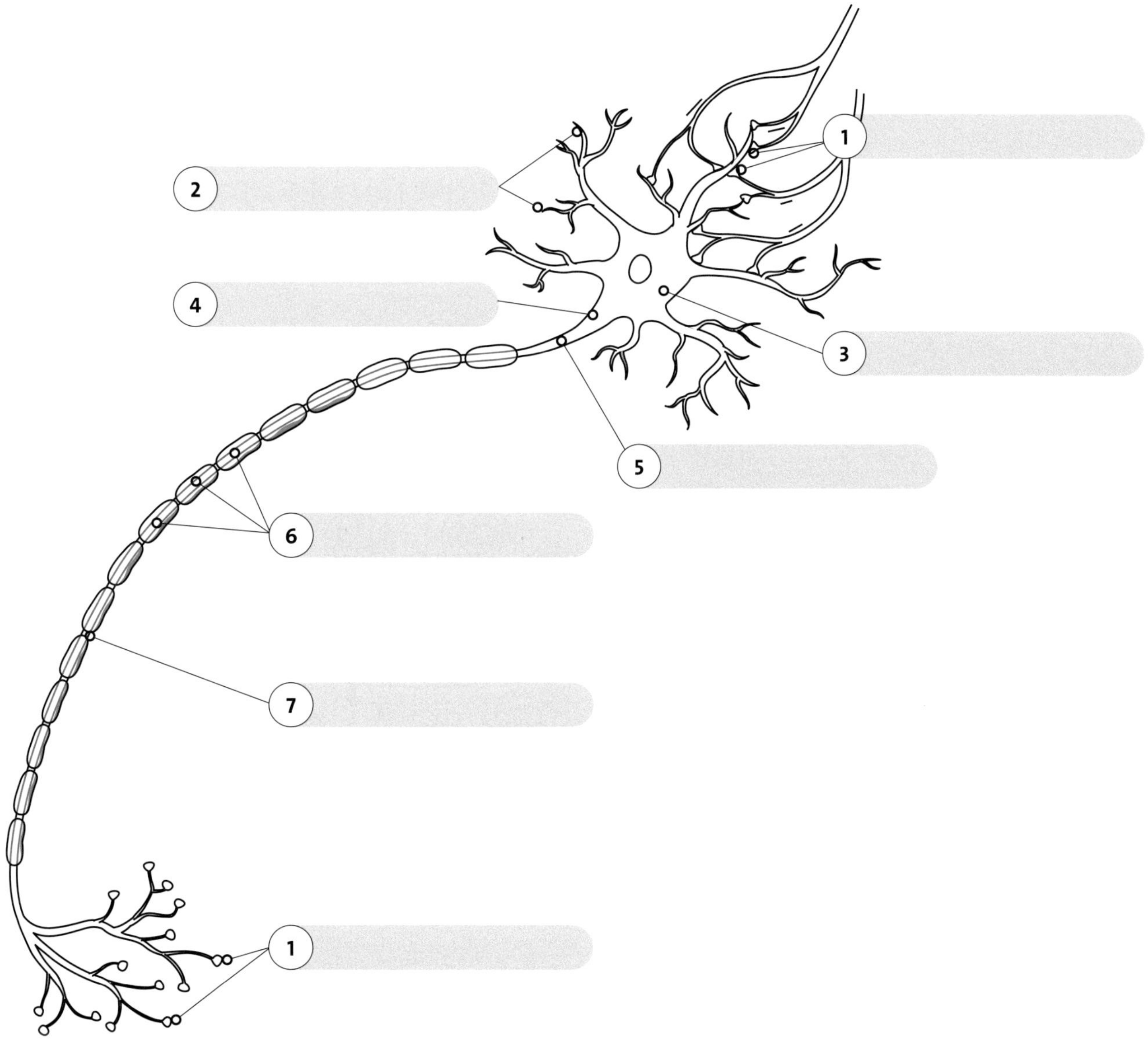

Funktionen kompakt
Das Neuron ist die kleinste funktionelle Einheit des Nervensystems. Es dient der Bildung und Weiterleitung von Reizen. Sie werden als elektrische Potenziale weitergeleitet.

Interessant zu wissen
Der Axonhügel ist ein Bereich des Nervenzellkörpers, der keine Nissl-Schollen enthält. Hier beginnt das Axon. Das Schwellenpotenzial des Axonhügels ist besonders niedrig. Dies ist eine Voraussetzung für die gezielte Richtung der Erregungsleitung.

Zeichenblatt 72: Synapse

a) Beschriften **Sie die Signalübertragung an einer Synapse mit Azetylcholin als Transmitter.**
b) Malen **Sie die Bereiche der Synapse in den angegebenen Farben aus.**

Struktur	Farbe
Präsynaptische Endigung	Violett
Postsynaptische Membran	Blau
Ionenkanäle	Rosa
Postsynaptische Zelle	Türkis
Neurotransmitter	Grün
Natrium	Rot
Kalzium	Orange

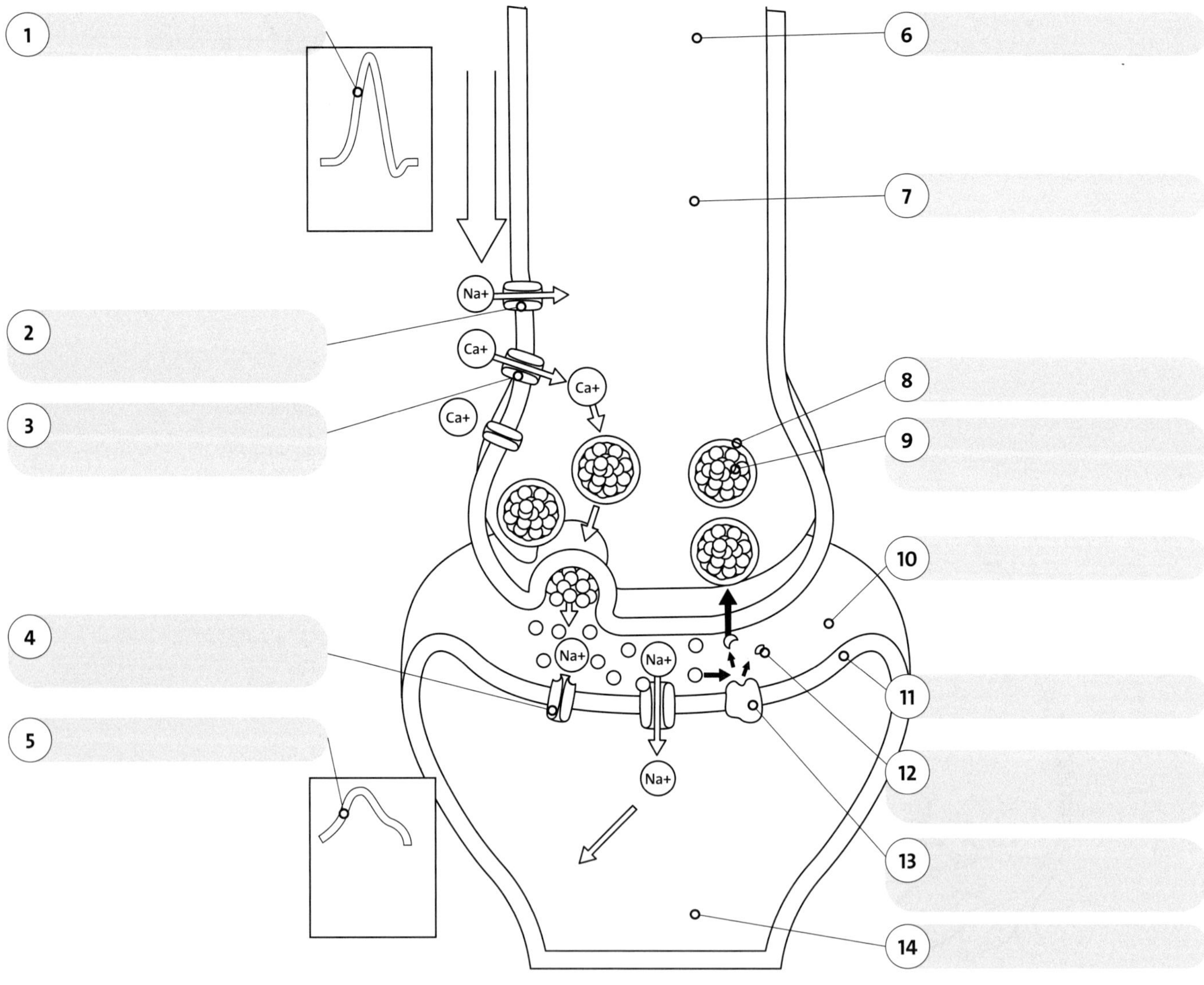

Funktionen kompakt
Synapsen dienen der Übertragung von Reizen. Dabei wird der elektrische Reiz in einen chemischen Reiz umgewandelt.

Interessant zu wissen
Je nach Neurotransmitter wird zwischen fördernden und hemmenden Synapsen unterschieden. Hemmende Synapsen arbeiten z. B. mit GABA und vermindern Stressreaktionen.

E Sexualität und Fortpflanzung

Zeichenblatt 73: Weibliches Becken

a) Beschriften **Sie die Strukturen des weiblichen Beckens.**
b) Malen **Sie die Bereiche des weiblichen Beckens in den angegebenen Farben aus.**

Struktur	Farbe
Uterus	Violett
Ovar	Gelb
Harnblasenwand	Rot
Rectum	Braun
Symphyse	Hellblau
Steißbein	Beige
Scheidenwand	Orange

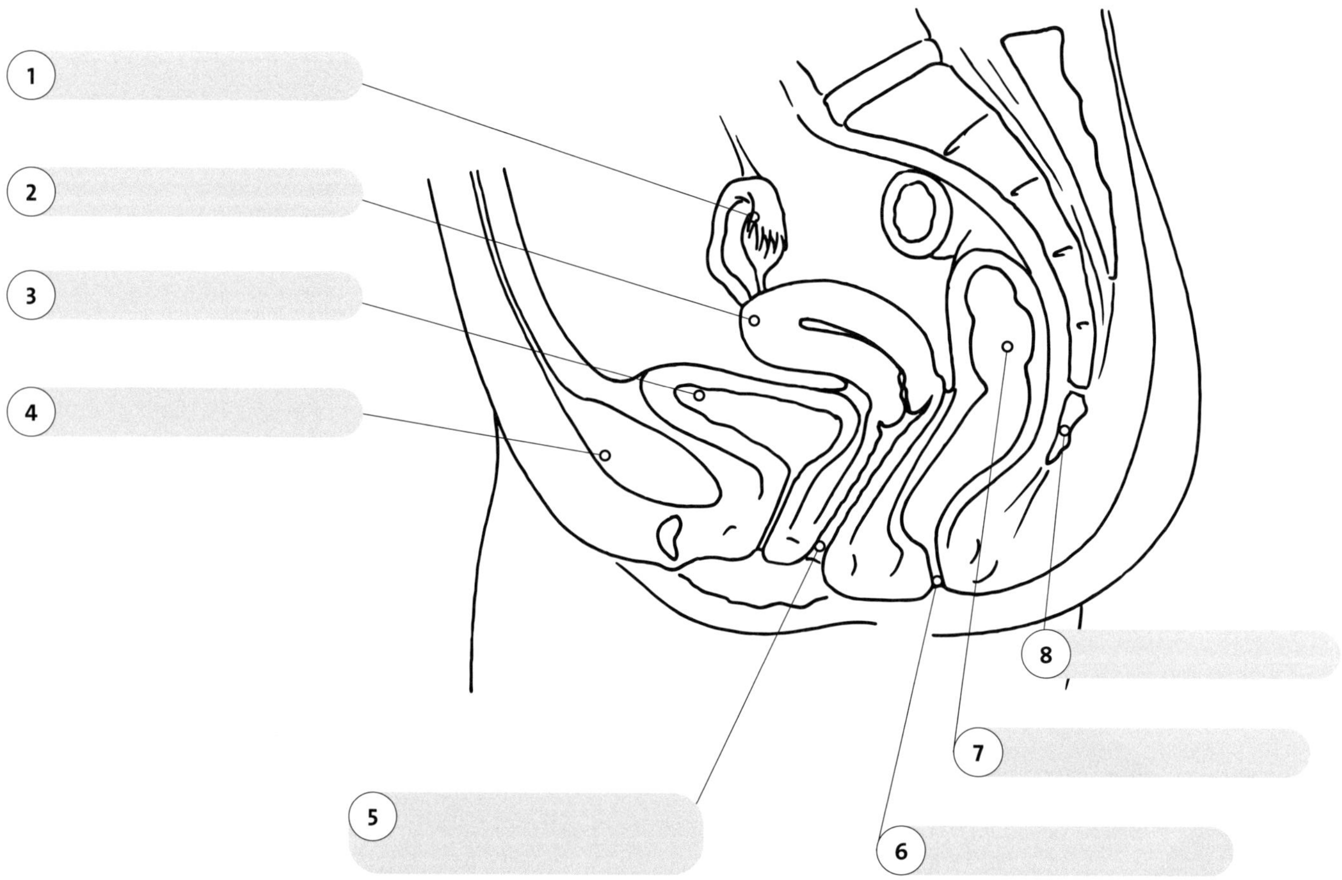

Funktionen kompakt
Im kleinen Becken der Frau befinden sich die inneren weiblichen Genitalien, die Harnblase und das Rektum.
Der muskuläre Beckenboden sorgt dafür, dass die Organe in ihrer korrekten Lage bleiben und nicht der Schwerkraft folgend nach unten sinken. Ein funktionsfähiger Beckenboden ist für Frauen und Männer wichtig, er ist die Voraussetzung für die Kontinenz.

Interessant zu wissen
Der Uterus liegt bei 80–90 % der Frauen, wie in der Abbildung gezeigt, nach vorn geneigt, dies wird als Anteversion bezeichnet. Bei 10–20 % der Frauen ist er nach hinten geneigt, dies wird als Retroflexion, Retroversion oder Retroposition bezeichnet – abhängig von der Art und dem Grad der Rückwärtsneigung. Dies kann die Ursache z. B. für Dysmenorrhoe oder Schmerzen beim Geschlechtsverkehr sein.

Zeichenblatt 74: Männliches Becken

a) Beschriften **Sie die Strukturen des männlichen Beckens.**
b) Malen **Sie die Bereiche des männlichen Beckens in den angegebenen Farben aus.**

Struktur	Farbe
Harnleiter, Harnröhre, Harnblase	Gelb
Samenleiter	Violett
Nebenhoden	Rosa
Hoden	Beige
Schwellkörper	Blau
Vorhaut	Grün
Eichel	Hellblau
Vorsteherdrüse, Cowper-Drüse, Bläschendrüse	Türkis

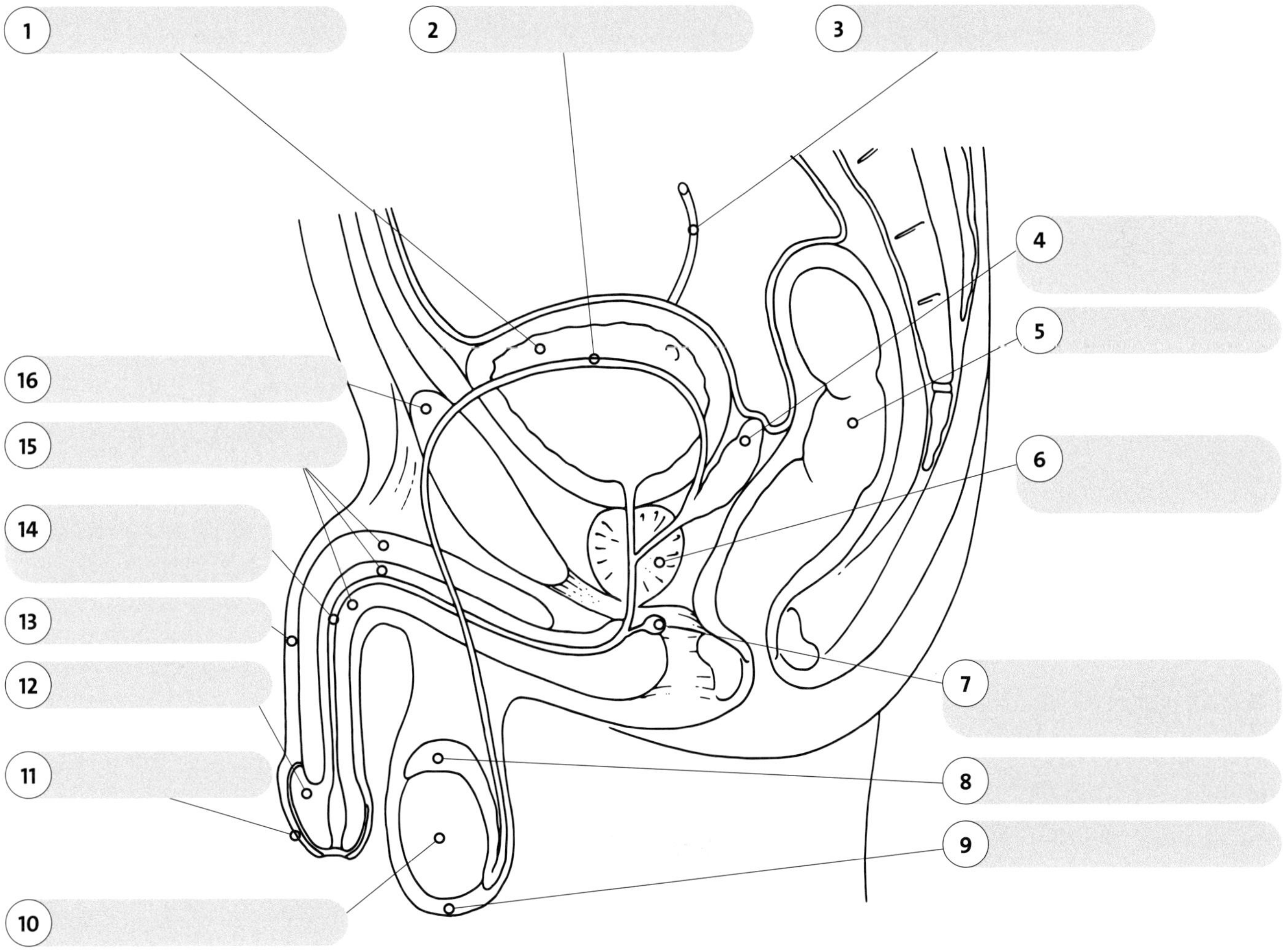

Funktionen kompakt
Hoden, Nebenhoden, Samenleiter, Bläschendrüse, Prostata und Cowper-Drüse gehören zu den inneren Geschlechtsorganen des Mannes. Zusammen mit den äußeren Geschlechtsorganen dienen sie der Fortpflanzung. In den Hoden wird Testosteron produziert.

Interessant zu wissen
Die gemeinsame Harnsamenröhre wird bei der Ejakulation am Ausgang der Harnblase verschlossen, so dass dann ausschließlich Ejakulat abgegeben wird und dieses nicht in die Harnblase fließen kann.

Zeichenblatt 75: Uterus

a) Beschriften **Sie die Strukturen des Uterus.**
b) Malen **Sie die Bereiche des Uterus in den angegebenen Farben aus.**

Struktur	Farbe
Uterus	Rot
Eileiter mit Ampulle und Fimbrientrichter	Orange
Bauchfell	Beige
Ovar	Rosa
Harnblase	Gelb
Harnleiter	Gelb
Scheide	Rot

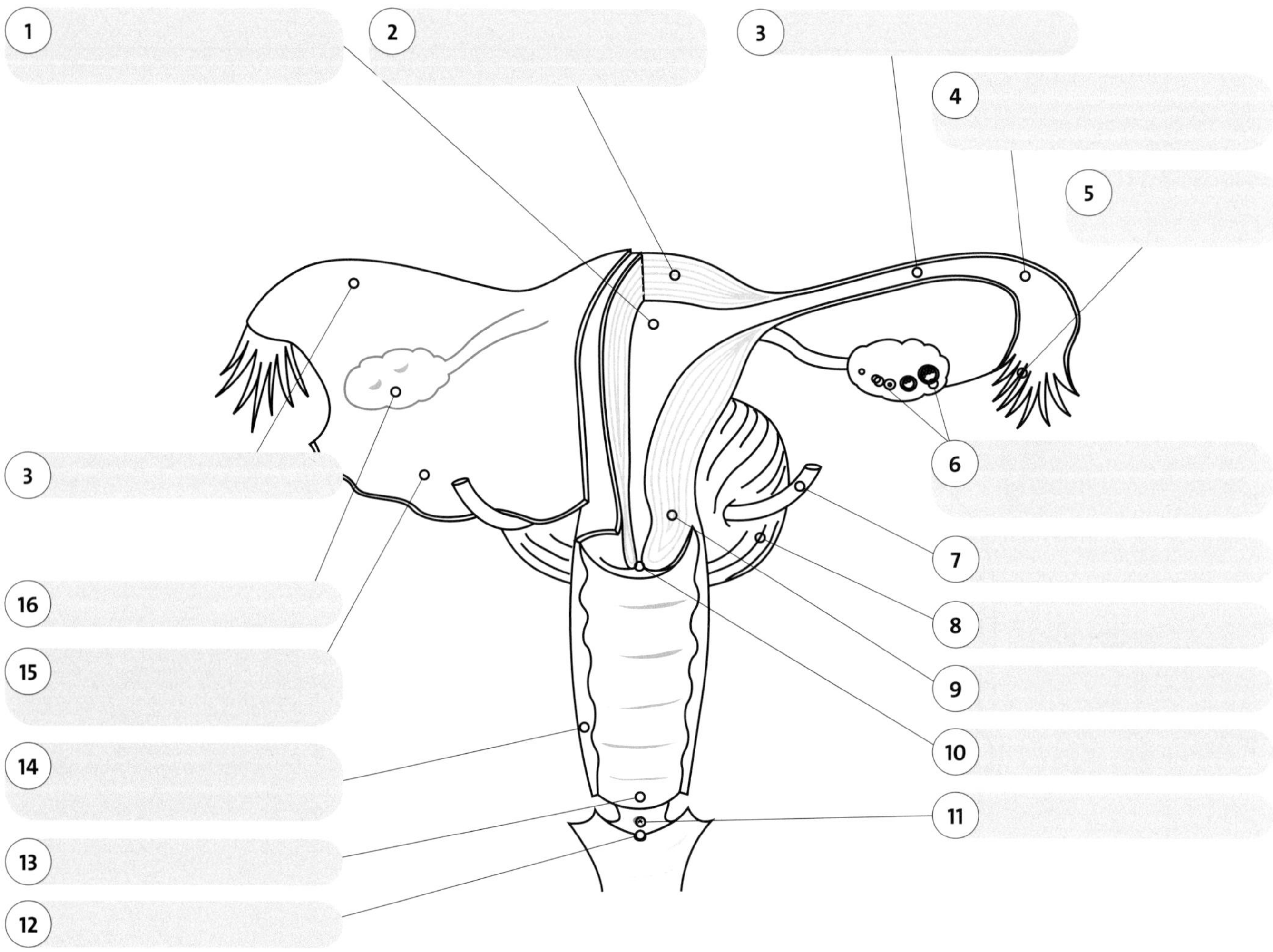

Funktionen kompakt
Die weiblichen Genitalorgane dienen der Fortpflanzung und der Produktion der weiblichen Geschlechtshormone, die den Gesamtorganismus beeinflussen.

Interessant zu wissen
Die Befruchtung der Eizelle findet häufig in der Ampulle des Eileiters statt. In 2 % aller Schwangerschaften nistet sich die befruchtete Eizelle nicht im Uterus ein, es kommt zu einer extrauterinen Schwangerschaft. Fast immer befindet sich die Eizelle dann noch im Eileiter.

Zeichenblatt 76: Aufbau der weiblichen Brust

a) Beschriften **Sie die Strukturen der weiblichen Brust.**

b) Malen **Sie die Bereiche der weiblichen Brust in den angegebenen Farben aus.**

Struktur	Farbe
Milchausführungsgänge	Grün
Brustwarze	Violett
Milchbläschen	Blau
Läppchen	Türkis
Lappen	Rosa
Brustmuskel	Rot
Rippe	Beige

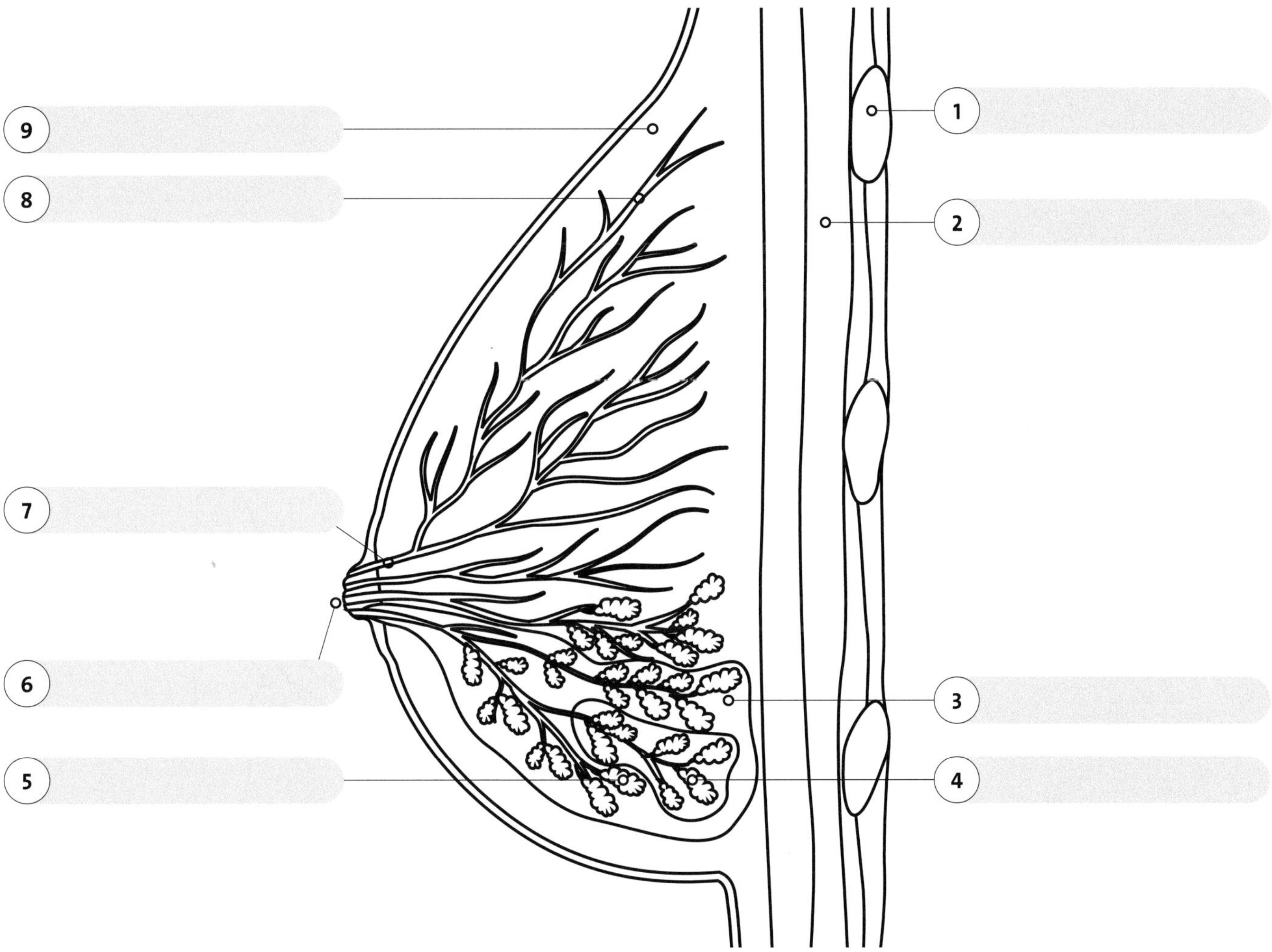

Funktionen kompakt

Die Brustdrüse ist bei Männern und Frauen angelegt.
Unter dem Einfluss von Östrogen entwickelt sich die weibliche Brustdrüse. Sie produziert unter Einfluss von Prolaktin und Oxytocin Muttermilch und gibt diese beim Stillen ab.

Interessant zu wissen

Ca. 1% der Brustkrebsfälle betreffen Männer. Da es sich hierbei um eine „typische" Frauenkrankheit handelt, benötigen die betroffenen Männer besondere Beratung und der Umgang erfolgt entsprechend sensibel.

Zeichenblatt 77: Fetaler Blutkreislauf

a) Beschriften **Sie die Strukturen des fetalen Blutkreislaufs.**
b) Malen **Sie die Bereiche des fetalen Blutkreislaufs in den angegebenen Farben aus.**

Struktur	Farbe
Nabelarterie	Violett
Nabelvene	Rot
Hohlvenen	Blau
Mischblut im kindlichen Kreislauf	Violett

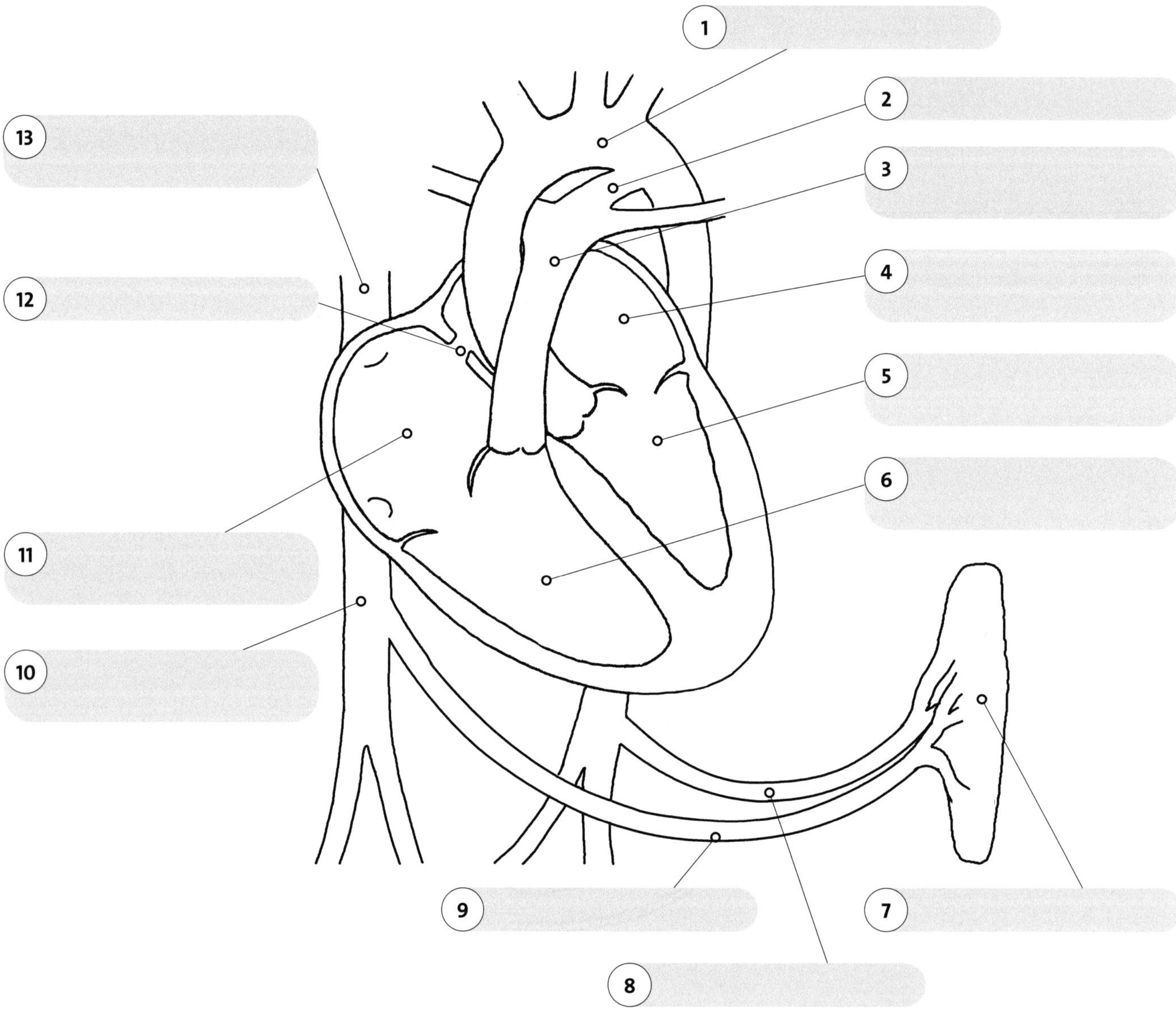

Funktionen kompakt
Über die Plazenta und die Nabelvene wird der Embryo/ Fetus mit Sauerstoff und Nährstoffen versorgt. Ab der Einmündung in die untere Hohlvene befindet sich im kindlichen Kreislauf Mischblut. Die Nabelschnurarterie transportiert das kohlenstoffdioxidreiche Blut zur Plazenta. Dort findet der Gasaustausch statt.

Interessant zu wissen
Vom Kind zur Plazenta ziehen zwei Nabelarterien. Sie werden als Arterien bezeichnet, da sie vom Kind wegziehen. Die Nabelvene zieht zum Kind hin. Sie ist ein einzelnes Blutgefäß und wird als Vene bezeichnet, da sie zum Kind hin verläuft.

F Sicherheit und Gefahrenabwehr

Zeichenblatt 78: Lymphatische Organe

a) Beschriften **Sie die Strukturen des lymphatischen Systems.**
b) Malen **Sie die Bereiche des lymphatischen Systems in den angegebenen Farben aus.**

Struktur	Farbe
Milz	Dunkelrot
Lymphknoten	Dunkelgrün
Lymphgefäße	Hellgrün
Venen	Blau
Knochenmark	Rot
Thymus	Beige
Darm	Braun

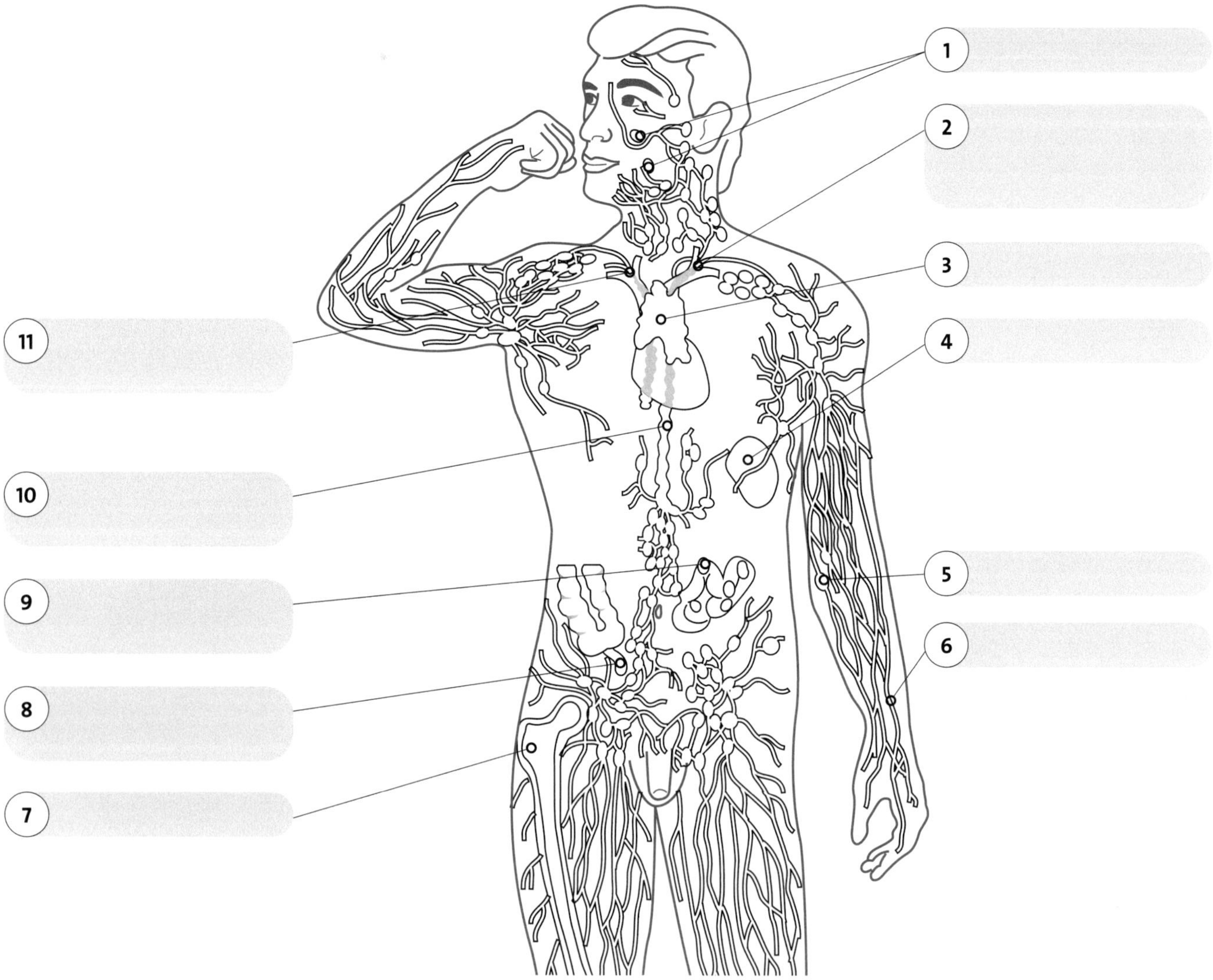

Funktionen kompakt
Das Lymphsystem ist Teil der Immunabwehr. Die Lymphgefäße transportieren die Lymphe aus dem Gewebe ins venöse Blutsystem.

Interessant zu wissen
Die Lymphknoten werden im Rahmen von Tumortherapien ggf. entfernt bzw. beobachtet. Nach der Entfernung kann es zum Stau der Lymphe im Gewebe kommen. Dem beugt man prophylaktisch vor bzw. behandelt physiotherapeutisch mit einer Lymphdrainage.

Zeichenblatt 79: Orte der Blutbildung

Malen **Sie die Bereiche der Blutbildung in den angegebenen Farben aus.**

Struktur	Farbe
Bildungsorte beim Erwachsenen	Rosa
Bildungsorte, die nur beim Kleinkind aktiv sind	Dunkelrot

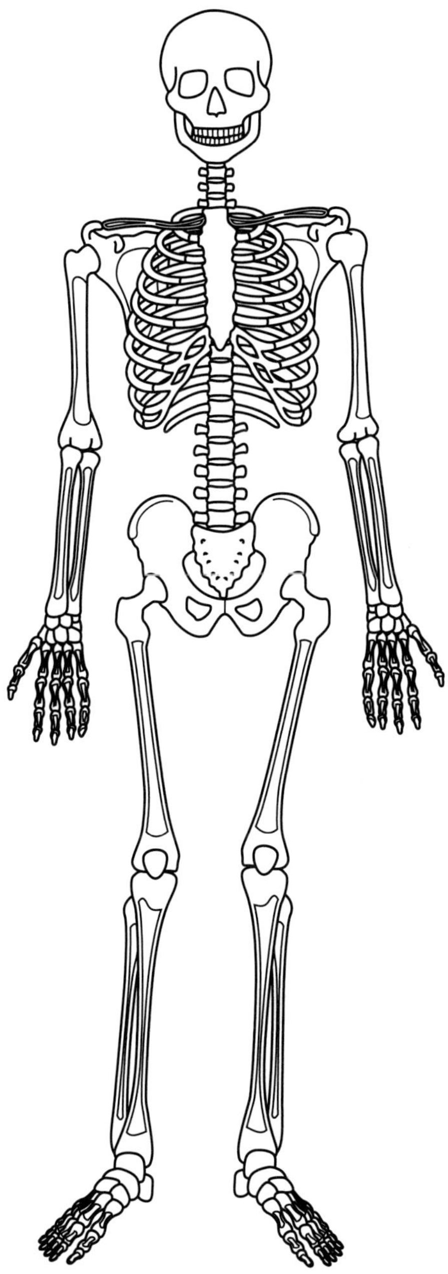

Funktionen kompakt

Im roten Knochenmark findet die Bildung der Blutzellen statt. Das rote Knochenmark zieht sich beim Erwachsenen in bestimmte Bereiche zurück.

Interessant zu wissen

Für eine Knochenmarkspende können Stammzellen aus dem Darmbeinkamm entnommen werden. Da diese Methode aber schmerzhaft ist und unter Vollnarkose stattfindet, können Stammzellen nach einer medikamentösen Stimulation der Blutbildung auch aus dem Venenblut gewonnen werden.

Zeichenblatt 80: Zelluläre und humoralen Immunantwort

a) Beschriften **Sie den Ablauf der unspezifischen und der spezifischen Abwehr.**
b) Malen **Sie die Bereiche der spezifischen Abwehr in den angegebenen Farben aus.**

Struktur	Farbe
T-Helferzelle	Grün
T-Gedächtniszelle	Orange
T-Supressorzelle	Blau
Aktivierter B-Lymphozyt	Violett
Antikörper	Gelb

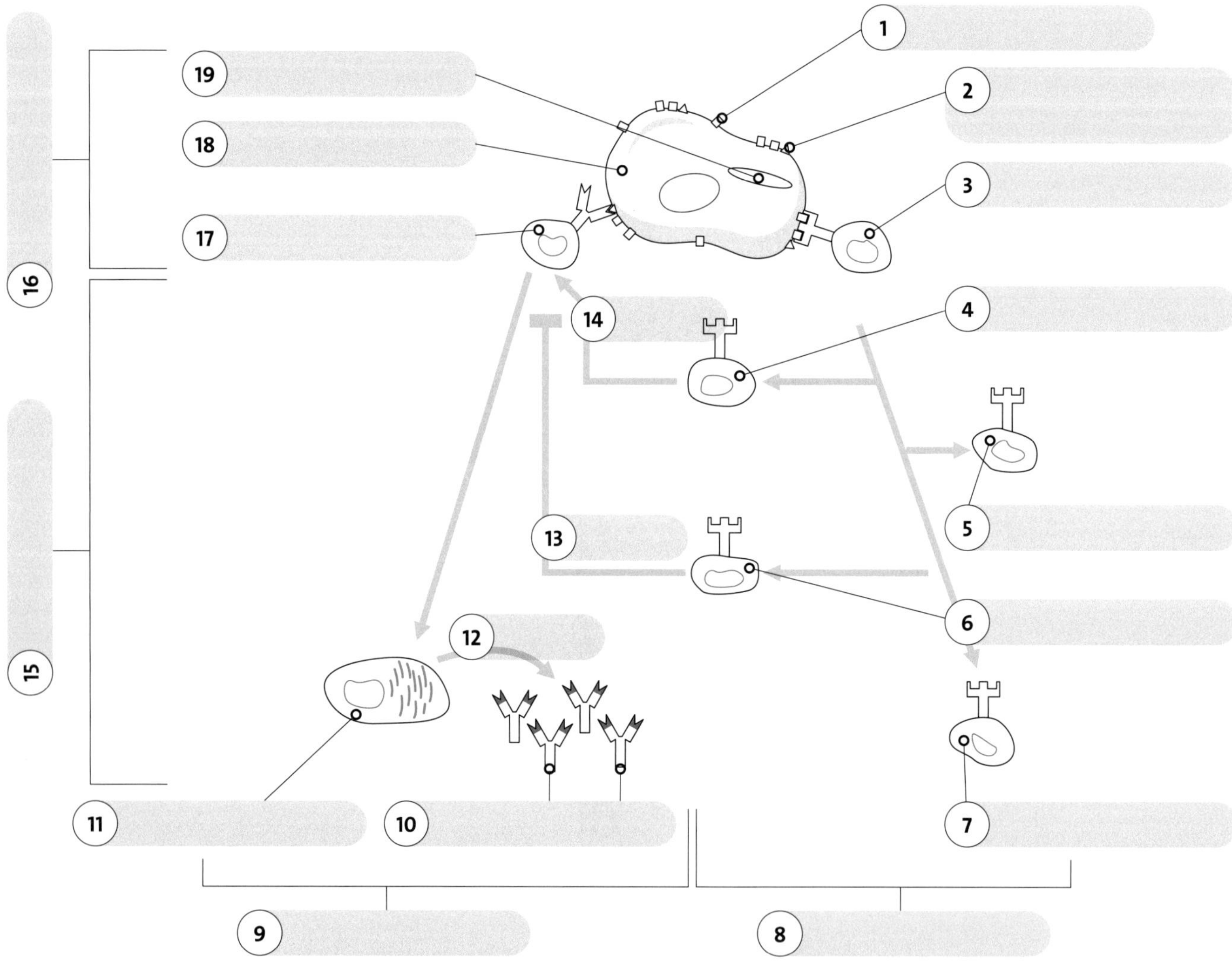

Funktionen kompakt
Das spezifische und das unspezifische Immunsystem bilden gemeinsam die Immunabwehr. Durch die unspezifische Immunanwehr werden die Antigene des Virus dem spezifischen Immunsystem präsentiert und dieses bildet spezifische Antikörper.

Interessant zu wissen
Die T-Supressorzellen beenden oder unterbinden eine Immunreaktion. Dies ist notwendig, damit z. B. eine Entzündung wieder abklingt. Ist ihre Funktion gestört, kann das zu Autoimmunerkrankungen und Allergien führen.

Zeichenblatt 81: Lage der Hormondrüsen

a) Beschriften **Sie die Strukturen des Hormonsystems.**
b) Malen **Sie die Bereiche der Hormondrüsen in den angegebenen Farben aus.**

Struktur	Farbe
Hormondrüsen	Rot
Gehirn	Beige
Kehlkopf und Luftröhre	Hellblau
Pankreas	Beige
Nieren	Braun
Uterus	Orange
Eileiter	Orange

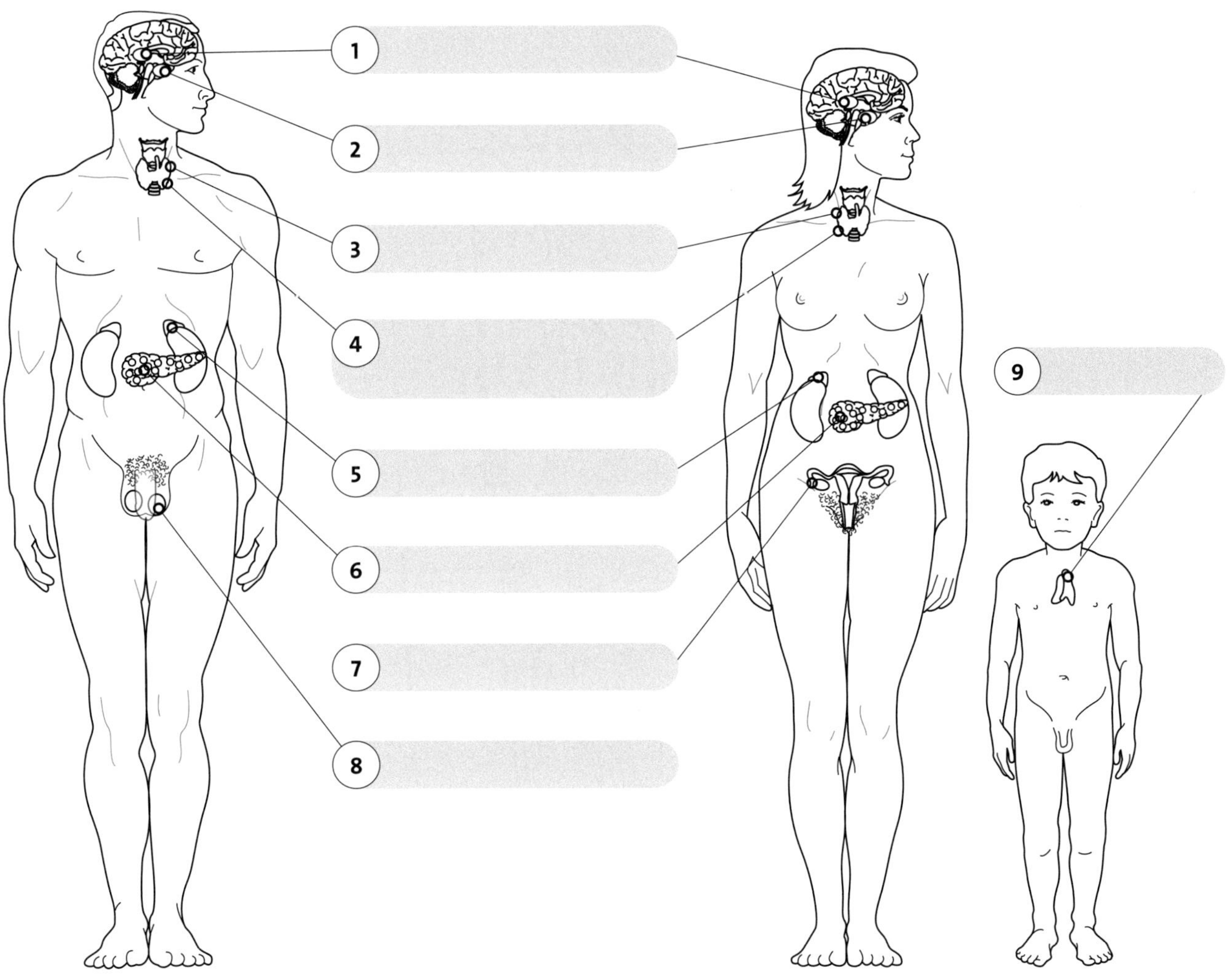

Funktionen kompakt
Die Hormondrüsen produzieren die verschiedenen Hormone, diese steuern fast alle Organfunktionen. Die Steuerung erfolgt über die Hormonkonzentration im Blut.

Interessant zu wissen
Fehlt ein bestimmtes Hormon, so kann es meist von außen zugeführt, also substituiert werden.

Zeichenblatt 82: Schilddrüse

a) Beschriften **Sie die Strukturen der Schilddrüse.**
b) Malen **Sie die Bereiche der Schilddrüse in den angegebenen Farben aus.**

Struktur	Farbe
Schildknorpel	Hellblau
Ringknorpel	Türkis
Schilddrüse	Rosa
Halsschlagader und ihre Äste	Rot
Drosselvene und ihre Äste	Blau
Luftröhre	Grün

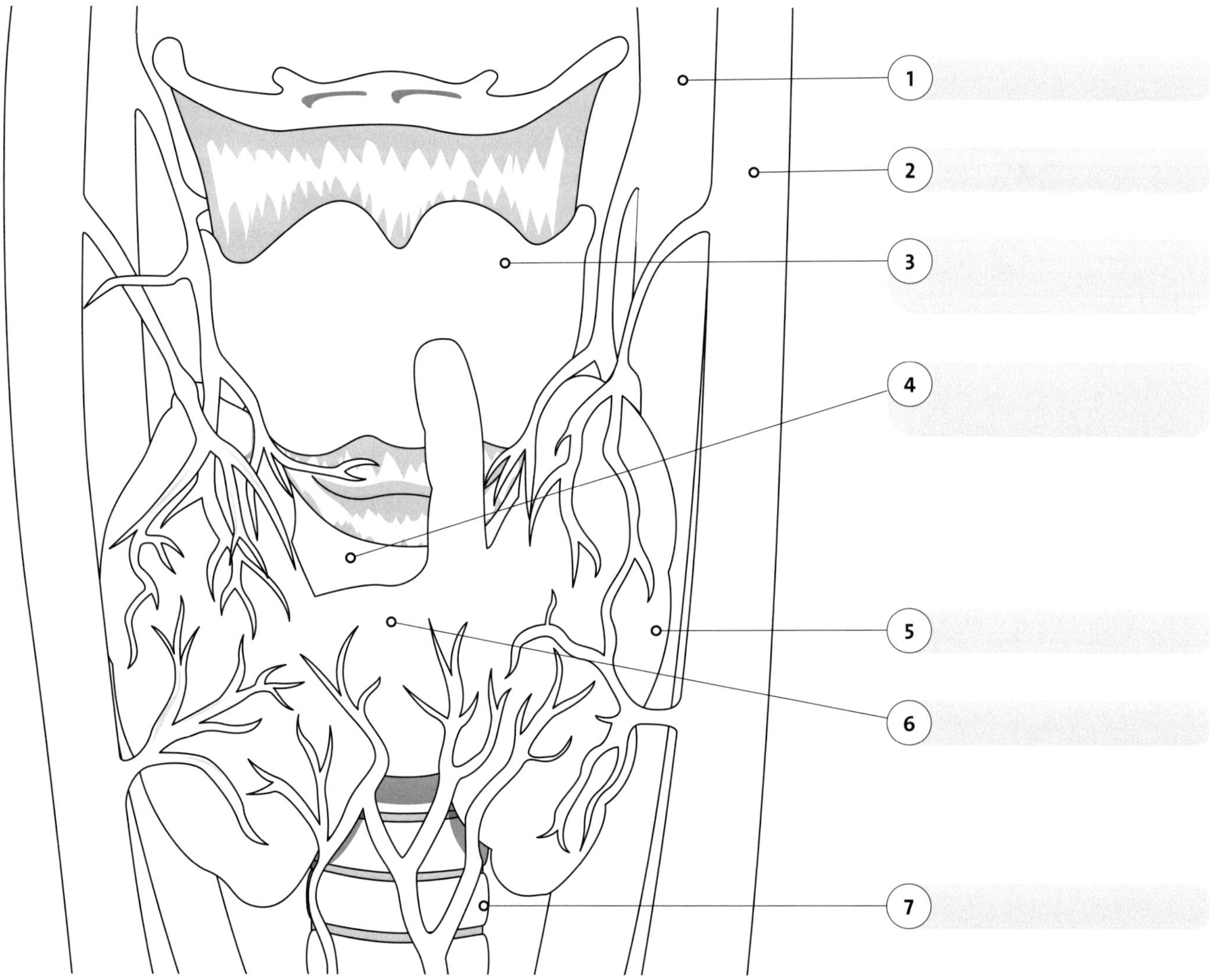

Funktionen kompakt
Die Schilddrüse ist Teil des Hormonsystems und bildet die Hormone Thyroxin und Trijodthyronin. Beide sind an der Regulation des Stoffwechsels beteiligt und beeinflussen Körpertemperatur und Herzschlag. Sie beeinflussen bei Kindern das Wachstum, die Entwicklung des Gehirns und die Knochenentwicklung.

Interessant zu wissen
Wächst eine Struma sehr stark und überwiegend nach innen, kommt es zur Einengung der Luftröhre und es kann eine sogenannte Säbelscheidentrachea entstehen. Die Atmung wird dadurch beeinträchtigt.

Bildquellenverzeichnis

Cornelsen/Jörg Mair: S. 8, 9, 10, 11, 13, 16, 18, 19, 20, 26, 27, 29, 30, 34, 35, 36, 40, 42, 43, 44, 45, 46, 47, 53, 54, 55, 56, 59, 68, 69, 70, 71, 72, 73, 74, 75, 76, 77, 78, 79, 80, 81, 82, 86, 87, 91, 92, 93

Cornelsen/Gerda Raichle: S. 12, 21, 22, 23, 25, 31, 32, 38, 39, 48, 50, 51, 57, 60, 61, 64, 84, 85, 88

Cornelsen/Angelika Kramer: S. 14, 17, 24, 28, 37, 52, 58, 62

Cornelsen/Karin Mall: S. 90

shutterstock.com/DeryaDraws: S. 41

shutterstock.com/medicalstocks: S. 49

shutterstock.com/Sakurra: S. 65

shutterstock.com/Blamb: S. 66

shutterstock.com/BlueRingMedia: S. 67